Margit Müller-Frahling

Von Anfang an gesund und geborgen

Schüßler-Salze

in Schwangerschaft und Stillzeit

LINGEN

Inhalt

Wichtiger Hinweis: Störungen, die plötzliche und heftige Beschwerden verursachen oder anhalten und psychische Erkrankungen müssen medizinisch abgeklärt und fachkundig begleitet werden! Suchen Sie auf jeden Fall auch im Zweifel Ihren Arzt oder Heilpraktiker auf.

Geleitwort

Die Bedeutung der vorgeburtlichen Lebensphase für die spätere Gesundheit des Menschen

Eine normale Schwangerschaft dauert, gemessen vom Datum des ersten Tages der letzten Menstruation an, 40 Wochen, oder 280 Tage, entsprechend 10 Lunarmonaten (Mondmonate; 10 mal 28 Tage). Die ersten 14 Tage betreffen den Zeitraum der Eizellreifung bis zum Eisprung, der statistisch am 14. Zyklustag bei einem 28 Tage-Zyklus stattfindet. Die Befruchtung findet im Regelfall ca. 12 Stunden nach dem Eisprung im Eileiter statt. 72 Stunden später kommt die befruchtete Eizelle in der Gebärmutter an und bereitet sich durch spezielle Zellteilungen auf die Einnistung vor, die am 6. Tag nach der Konzeption beginnt. Abgeschlossen ist die sogenannte „Implantation" (Einsiedelung) der befruchteten Eizelle am 14. Tag nach der Ovulation, also zum Zeitpunkt der normalerweise erwarteten Menstruation.

Handelsübliche Schwangerschaftstests können frühestens jetzt "positiv" werden. Im Vaginalultraschall sieht man allenfalls eine deutlich aufgebaute Gebärmutterschleimhaut. In den nächsten Tagen kann dann eine kleine Fruchthöhle entdeckt werden, zunächst wenige Millimeter groß (ca. 5mm am Ende der 5. Schwangerschaftswoche). Am 42. Zyklustag gelingt mit üblichen Ultraschallsystemen die Darstellung einer Herzaktion bei einem Embryo, der selbst nur wenige Millimeter groß ist. Die 4. bis 8. Schwangerschaftswoche nach der Konzeption/Befruchtung nennt man die sogenannte Embryonalphase (6. bis 10. Woche nach der letzten Menstruation). In dieser Lebensphase des ungeborenen Menschen werden alle größeren Organe und Organsysteme angelegt. Der Embryo ist daher für schädigende Einflüsse höchst sensibel. Die meisten angeborenen Missbildungen entstehen in dieser Zeit.

Von der 9. Schwangerschaftswoche (11. Woche nach der letzten Periode) bis zur Geburt, spricht man von der Fetalperiode. Diese Zeitphase ist geprägt von einem ausgesprochenen Längenwachstum, bei relativer Verlangsamung des Kopfwachstums, der in der 9. Woche noch 1/3 der Gesamtlänge ausmacht. Diese beträgt zu diesem Zeitpunkt etwa 5 cm vom Kopf bis zum Steiß (Scheitelsteißlänge). Die zuvor angelegten Organe reifen in ihrer Funktion aus. In den letzten 10 Wochen der Schwangerschaft wird die Hauptmasse des Körpergewichtes erworben. So wiegt ein durchschnittlicher Fetus in der 24. Schwangerschaftswoche ca. 500 g, am Ende der 30. Woche etwa 1.500 bis 1.600 g. Zum Zeitpunkt der Geburt erreicht ein durchschnittliches Kind ein Gewicht von ca. 3500 g. Das Endgewicht unterliegt erheblichen Abweichungen, die zum Teil genetisch bedingt sind.

Überernährung der Schwangeren, oder gar ein Schwangerschaftsdiabetes, können ein erheblich gesteigertes kindliches Geburtsgewicht verursachen.

In einem Zeitalter, in dem wir Menschen immer älter werden und der medizinische Fortschritt weit gediehen ist, liegt ein großer Schwerpunkt in der Medizin im Bereich der Prävention. Gerade der vorgeburtlichen Lebensphase gilt ein großes Interesse der medizinischen Forschung. Man hat festgestellt, dass der Lebensstil und die Gesundheit einer werdenden Mutter darüber entscheiden können, ob und an welchen Krankheiten wir Menschen im späteren Leben erkranken. Es betrifft Krankheiten wie zum Beispiel Bluthochdruck und Diabetes mellitus. In den Erbanlagen eines noch ungeborenen Kindes können schon Gene aktiviert werden, die Erkrankungen im späteren Leben bedingen.

Genau genommen rät man zu einer sogenannten „pre-pregnancy care". Bereits Frauen mit Kinderwunsch sollten ein normales Körpergewicht anstreben, eine gesunde, vollwertige Ernährung pflegen, sich regelmäßig körperlich betätigen und ihren Impfstatus überprüfen lassen. Regelmäßig sollte eine sogenannte „Krebsvorsorgeuntersuchung" erfolgen.

In der Schwangerschaft sollte die Gewichtszunahme der werdenden Mutter im Mittel bei 12 bis 16 kg liegen. Der Mehrbedarf an Energie einer schwangeren Frau liegt lediglich bei 300 kcal pro Tag. „Essen für zwei" kann somit zu einem echten Problem werden. Jod und Folsäure kann in entsprechenden Tabletten zugeführt werden. Frauen mit autoimmun bedingten Schilddrüsenerkrankungen sollten auf eine zusätzliche Jodzufuhr verzichten.

Schwangere Frauen sind heutzutage gut informiert. Sie sind vorsichtig bezüglich der Einnahme von Medikamenten. Alkohol- oder gar Drogenkonsum sind zum Glück für die meisten Schwangeren tabu. Kein Arzt käme heutzutage mehr auf die Idee, leichtfertig Medikamente zur Beruhigung oder für einen ruhigen Schlaf zu verordnen, wie in den 60er Jahren geschehen mit dem Präparat „Contergan" (Wirkstoff Thalidomid). Wir alle kennen die tragischen Folgen. Heute gehen wir bewusster und verantwortungsvoller mit den gesundheitlichen Risiken für ein ungeborenes Kind um. Dennoch ist die Schwangerschaft nicht immer eine unbeschwerte Zeit. Befindlichkeitsstörungen, wie zum Beispiel Übelkeit, Kreislaufbeschwerden, sind häufig. Nicht jedes Problem besitzt einen sogenannten Krankheitswert. Je nach Dauer und Intensität der Beschwerden sollte natürlich eine Hebamme oder ein Frauen- oder Kinderarzt konsultiert werden.

Unbedenkliche Behandlungsmöglichkeiten durch sogenannte „Ordnungstherapien" sind sehr wertvolle Möglichkeiten die Gesundheit von Mutter und Kind zu unterstützen. Zu den Ordnungstherapien gehören Akupunktur, Homöopathie und natürlich die Schüßler-Salze. Ohne schädigende Wirkung können sie helfen, Störungen des Wohlbefindens zu beheben oder Wohlbefinden zu erhalten. Gerade für Schwangere, Stillende und Säuglinge ergeben sich daher gute Behandlungsindikationen.

Dr. med. Claudia Brink
Fachärztin für Frauenheilkunde und Allgemeinmedizin

Geleitwort

Nach 33 Jahren Hebammentätigkeit lernte ich die Schüßler-Salze kennen – und schätzen. Seit nunmehr fünf Jahren arbeite ich regelmäßig mit den Schüßler-Salzen in meiner Praxis. Sehr viele Schwangerschaftsbeschwerden und Stillprobleme konnte ich seitdem damit beheben. Die Salze sind eine große Bereicherung für meine tägliche Arbeit und mittlerweile gehe ich ohne meinen „Schüssi-Koffer“ nicht mehr zu Hausbesuchen. Und meine Schwangeren, die zu mir in die Praxis kommen, wissen: Wenn ich die große Schublade in meiner Praxis öffne, gibt es Linderung für ihre Probleme.

Natürlich benutze ich die Salze nicht nur beruflich, sondern ebenfalls privat. Auch hier leisten sie beste Dienste und sind aus dem alltäglichen Gebrauch nicht mehr wegzudenken.

Deswegen ist es mir ein besonderes Anliegen, auf diesem Wege möglichst vielen schwangeren und stillenden Frauen Zugang zu den Schüßler-Salzen zu gewähren. Aus diesem Grund freut es mich außerordentlich, dass es nun dieses Buch gibt, für das ich gerne meinen Beitrag geleistet habe.

Veronika Siep
Hebammenpraxis GUTER HOFFNUNG, Bretzfeld

Vorwort

Für jede Frau ist die Zeit der Schwangerschaft intensiv, spannend und herausfordernd zugleich. Die körperliche Veränderung geht einher mit vielen Gefühlen, Gedanken und Fragen, zum Teil auch Sorgen, ob alles gut verläuft, das Kind gesund sein wird und wie der neue Alltag mit Kind bewältigt werden kann. „Sie ist in guter Erwartung", so beschrieb meine Großmutter meinen Zustand gegenüber einer Bekannten, als ich vor 23 Jahren zum ersten Mal schwanger war. „In guter Erwartung" oder „in guter Hoffnung" sein, beschrieb auch die Haltung, die sie mir vermittelte. Das war gut, denn die Schwangerschaft stellte nicht nur meinen Körper, sondern mein ganzes Leben um. Ich zog aus Berlin weg, gab meine Arbeitsstelle auf und stellte mich gemeinsam mit meinem Mann auf eine neue Etappe im Leben ein. Manches Mal war ich aufgeregt wegen der Ungewissheit darüber, was auf mich zukommen würde.

Wir waren voller Zuversicht und Liebe und noch während ich diese Zeilen schreibe, spüre ich die überwältigende Freude und Dankbarkeit, die mich in Bezug auf meine Kinder bis heute begleitet. Es ist das große Glück meines Lebens, dass ich diese beiden wunderbaren Menschen in die Welt bringen durfte.

Ich kannte die Schüßler-Salze während meiner Schwangerschaften nicht. Heute weiß ich, dass es viele Situationen gegeben hat, in denen ich sie hätte anwenden können. Umso wichtiger ist mir, dass Sie, liebe Leserinnen, die Schüßler-Salze kennen lernen, mit denen Sie sich und Ihrem Baby helfen können. Ich danke daher insbesondere Beatrix Schulte, die als Co-Autorin mit ihrer wertvollen Arbeit dieses Buch ermöglicht hat. Ich wünsche Ihnen, dass es Ihnen und Ihrem Baby gut geht und –, dass Ihre „guten Erwartungen" Wirklichkeit werden!

Ihre Margit Müller-Frahling

Einleitung

Eine gesunde Lebensweise vor und während der Schwangerschaft hat umfangreiche positive Auswirkungen auf Mutter und Kind. Gesundheit und Wohlbefinden werden so nachhaltig gestärkt. Es kann sogar das spätere Allergierisiko des Kindes gemindert werden.

Zu den wesentlichen Gesundheitsfaktoren gehören seelische Ausgeglichenheit, körperliche Bewegung und eine gesunde Ernährung.

Auch die unmittelbare Umwelt des Kindes prägt seine Entwicklung bereits vor der Geburt. Dies betrifft sowohl die physischen Voraussetzungen und Entwicklungen als auch die emotionalen Besonderheiten. So sind dem Kind die emotionale Tönung der Stimme der Mutter sowie die Variationen in der Tonhöhe Studien zufolge bereits bei seiner Geburt bekannt.

Im alten Ägypten herrschte noch die Vorstellung, in jedem Spermium hocke bereits ein kleiner Mensch, der in der Eizelle heranwachse, die dann im Grunde nur eine Art Nährboden darstelle. Entscheidend neue Blicke auf die Entwicklung des Fetus (= Nachkomme) brachten ab dem Jahr 1958 die ersten Ultraschallaufnahmen, die das Geheimnis des werdenden Lebens „life“ offenbarten. Nach und nach gewannen die Forscher Erkenntnisse über die Entwicklungsstadien des künftigen Kindes. Dabei wurde auch entdeckt, dass das Kind schon sehr früh und umfassend durch die mütterliche Versorgung und Verfasstheit geprägt wird.

Vielen ist bekannt, dass Alkohol und Nikotin während der Schwangerschaft dem Kind sehr schaden. Weniger bekannt sind häufig Faktoren, die auf der psychischen und emotionalen Ebene angesiedelt sind.

Es ist mittlerweile bewiesen, dass Einflüsse vor der Geburt lebenslange Spuren hinterlassen. So konnte nachgewiesen werden, dass Stress der Mutter während der Schwangerschaft beim Fetus die Neigung zu Allergien programmiert. Die psychische Stabilität ist insgesamt sehr bedeutsam für die Entwicklung des Fetus. Die Forscher wiesen auch nach, dass die Feten depressiver Frauen wesentlich sensibler auf Stress reagierten, als die Feten von Frauen mit stabiler Gemütslage.

Auch dem Problem „Übergewicht“ sind die Forscher auf der Spur. Übergewicht der werdenden Mutter und eine möglicherweise damit einhergehende Schwangerschaftsdiabetes sind maßgeblich an dem Übergewicht von Kindern beteiligt. Ebenso führt die Mangelsituation, also zum Beispiel Unterernährung, später zu Übergewicht, da die Feten zum Überleben besonders gute Futterverwerter werden müssen. Babys mit mehr als vier Kilo Geburtsgewicht gelten als „Wonneproppen“, sind jedoch leider im späteren Leben häufiger auch übergewichtig und als leichtere Babys gefährdet, an Herz-Kreislauf-Erkrankungen und Krebs zu erkranken.

In der Schwangerschaft heißt es daher „Für zwei denken, aber nicht für zwei essen.“ Der Energiebedarf steigt kaum an, der Mikronährstoffbedarf hingegen sehr. Eine ausgewogene Ernährung ergänzt um notwendige Supplemente wie Folsäure, versorgt die Mutter für die neuen körperlichen Herausforderungen.

Schüßler-Salze unterstützen die Aufnahme und Verwertung der Mikronährstoffe und können während der gesamten Schwangerschaft prophylaktisch genommen werden.

Idealerweise setzt eine ganzheitliche Begleitung sowieso in der Schwangerschaft an. Die Schüßler-Salze sind hierbei eine wunderbare Unterstützung für eine unbeschwerte Schwangerschaft.

Mutter und Kind haben ein besonderes Verhältnis

Das besondere Verhältnis zwischen Mutter und Kind wird in der Schwangerschaft und unmittelbar nach der Geburt geprägt und besteht das gesamte Leben weiter. Die besondere Prägung und Bindung nach der Geburt könnte theoretisch auch auf Väter zutreffen. Aber: In allen Kulturen verbringt mehrheitlich die Mutter ab der Geburt mehr Zeit mit dem Kind als der Vater. Spätestens seit Konrad Lorenz wissen wir, dass das Phänomen der Prägung lebensentscheidend ist und die „Nestwärme" Grundlage für Gedeihen und Gesundheit des Kindes. „Kuscheln" ist essentiell für das Baby, denn so entsteht die lebenswichtige Bindung. Körperlich unterstützt das Hormon Oxytocin, das insbesondere beim Stillen ausgeschüttet wird.

Mütter/Väter und Kinder stehen zudem in einer starken Wechselbeziehung. Krankheit und Stress wirken sich meist auf beide aus. Ist die Mutter/der Vater überlastet, reagieren Kinder häufig mit erhöhter Anfälligkeit. Diese Disharmonien können schwerwiegende Erkrankungen nach sich ziehen. Es ist daher wichtig, frühzeitig Probleme zu erkennen und prophylaktisch wirksam zu werden. Und es ist wichtig, sowohl das Kind als auch die Mutter, resp. den Vater im Blick zu haben.

Die Schüßler-Salze unterstützen alle Familienmitglieder und sind gleichzeitig wertvolle Hilfe im Rahmen der Hausapotheke.

Das vorliegende Buch ist das vierte Taschenbuch in einer Reihe des Lingen Verlages zum Thema „Schüßler-Salze". Es gibt Antworten auf die spezifischen Fragen in der Schwangerschaft und Stillzeit. Im Anhang finden Sie ein praktisches Register (von A-Z) zum Nachschlagen.

Teil I: Die Schüßler-Salze

Schüßler-Salze

- werden seit 140 Jahren erfolgreich angewendet.
- beeinträchtigen keine bestehenden Therapien.
- können bestehende Therapien unterstützen.
- können als Kuren angewendet werden.
- steigern die Lebensqualität.
- stärken die Organfunktionen.
- fördern die Beweglichkeit.
- unterstützen eine gesunde Ernährung.

Was sind Schüßler-Salze?

Schüßler-Salze sind Mineralstoffverbindungen (= Salze), die durch Verreibungsschritte ihre spezifische Vereinzelung und Verdünnung erhalten. Sie sind nach ihrem Erfinder und Entdecker Dr. Wilhelm Heinrich Schüßler (1821-1898) benannt, der in Oldenburg als engagierter Arzt und Forscher tätig war. Schüßler setzte sich mit der zu seiner Zeit hochaktuellen Zellenlehre des Berliner Pathologen Rudolf Virchow (1821-1902) und den Erkenntnissen über die lebensnotwendige Bedeutung der Mineralstoffe auseinander. Virchows Kernsatz lautete: „Das Wesen der Krankheit ist die pathogen veränderte Zelle." Durch diese Erkenntnisse veränderte sich die Auffassung von Krankheit und Heilung. So kam Jacob Moleschott (1822-1893) zu der Schlussfolgerung: „Die Krankheit der Zelle entsteht durch den Verlust an anorganischen Salzen." Fasziniert nahm Schüßler diese Erkenntnisse auf und brachte sie in Zusammenhang mit seiner praktischen Tätigkeit als homöopathischer Arzt. Schüßler entwickelte daraus die Grundannahme seiner Theorie, dass eine ausreichende Versorgung der Zelle mit den fehlenden Mineralstoff-Ionen zur Gesundung der Zelle und damit des Körpers führen müsste. Schüßler nahm nur Mineralstoffverbindungen als Funktionsmittel in seiner Heilweise auf, deren Vorhandensein und Funktionen in Zellen und Gewebe eindeutig nachgewiesen wurde.

Die 12 Schüßler-Salze

Schüßler empfahl 12 Mineralstoffverbindungen, die bis heute als sogenannte Schüßler-Salze (Basis-Salze) bekannt sind:

Nr. 1 Calcium fluoratum	(D 12)
Nr. 2 Calcium phosphoricum	(D 6)
Nr. 3 Ferrum phosphoricum	(D 12)
Nr. 4 Kalium chloratum	(D 6)
Nr. 5 Kalium phosphoricum	(D 6)
Nr. 6 Kalium sulfuricum	(D 6)
Nr. 7 Magnesium phosphoricum	(D 6)
Nr. 8 Natrium chloratum	(D 6)
Nr. 9 Natrium phosphoricum	(D 6)
Nr. 10 Natrium sulfuricum	(D 6)
Nr. 11 Silicea	(D 12)
Nr. 12 Calcium sulfuricum	(D 6)

Die Nummerierung der Schüßler-Salze wurde erst nach seinem Tod von den Herstellern der biochemischen Funktionsmittel eingeführt. Sie hat sich bei den Anwendern als kurze Bezeichnung derart verankert, dass teilweise nur noch die Nummern angegeben werden. Im (englischsprachigen) Ausland ist teilweise eine andere Nummerierung üblich.

Die Nachfolger Schüßlers führten weitere Funktionsmittel ein, so dass heute bis zu 27 Funktionsmittel in der Biochemie nach Dr. Schüßler genutzt werden. Die Anwendung der Erweiterungsmittel ist teilweise sehr spezifisch und bedarf weiterer Kenntnisse. Der Vollständigkeit halber sind sie am Ende der Darstellung der 12 Basissalze aufgeführt. Ihre Anwendung wird im Register der Einnahmeempfehlungen mit aufgegriffen. Im Mittelpunkt der Anwendung im Rahmen der Hausapotheke sollten allerdings die 12 Basis-Salze stehen.

Welche besondere Qualität haben Schüßler-Salze?

Mineralstoffe haben im Körper Funktionen als Baustoffe und als Betriebsstoffe. Schüßler selbst sagte über die Mineralstoffe: „Baumaterial sind sie durch ihre Masse, Functionsmittel durch ihre Qualität." Mineralstoffe sind beispielsweise voraussetzend für den Aufbau des Körpers und den Stoffwechsel. Sie müssen in ausreichender Menge (= Quantität) aufgenommen werden und sie müssen in der entsprechenden Qualität als Mineralstoff-Ionen zur Verfügung stehen.

Beispielsweise kommt ein Großteil des Calciums, immerhin durchschnittlich ein Kilogramm bei einem erwachsenen Menschen, in den Knochen und Zähnen als Calciumphosphat gebunden vor. Calcium-Ionen wiederum spielen eine wichtige Rolle als Faktor bei der Blutgerinnung. Wer durch eine unzureichende Ernährung Mangel an Mineralstoffen erleidet, die als Baustoff (= Quantität) im Körper vorhanden sein müssen, kann diese nicht mit den Mineralstoffen nach Dr. Schüßler ausgleichen. Ein Gramm Calcium wird von der Deutschen Gesellschaft für Ernährung (DGE) zur täglichen Aufnahme empfohlen. In der Verdünnung, die der D 6 vom Schüßler-Salz Nr. 2 Calcium phosphoricum entspricht, kommt eine Tonne Milchzucker auf ein Gramm Ausgangsmineralstoff. Schüßler-Salze sind Betriebsstoffe, die durch ihre spezifische Zubereitung die Qualität bieten, die für die Aufnahme notwendig ist. Sie

Während der Schwangerschaft steigt der Eisenbedarf auf 30 mg am Tag an. Diese Menge könnte beispielsweise mit 7 Esslöffeln Haferflocken gedeckt werden. Mit dem Schüßler-Salz Nr. 3 Ferrum phosphoricum in der zwölften Dezimalpotenz (D 12) wird die Aufnahme und Verwertung des Nahrungseisens gefördert. Auch bei einer notwendigen Gabe eines Eisenpräparates hilft Nr. 3 Ferrum phosphoricum. Die notwendige Menge an Eisen kann jedoch hiermit nicht gedeckt werden. Dazu wären zigtausend Tonnen des Mittels nötig.

zielen auf den Ausgleich der Mineralstoff-Ionen innerhalb und außerhalb der Zelle und regulieren hierüber den Mineralstoffhaushalt.

Wie werden die Schüßler-Salze hergestellt?

Die biochemischen Funktionsmittel werden als Pulver (Trituration), Tabletten oder als Dilution (alkoholische Lösung) angeboten. Die häufigste Einnahmeform ist wegen der praktischen Dosierung die Tablettenform. Mineralstofftabletten nach Dr. Schüßler sind apothekenpflichtige Arzneimittel, die nach den Vorgaben des homöopathischen Arzneibuchs (HAB) hergestellt werden und daher nur in Apotheken erhältlich sind. Trägerstoff der Tabletten ist nach dem HAB immer Laktose (Milchzucker).

Welche Grenzen hat die Anwendung der Schüßler-Salze?

Die Mineralstoffe nach Dr. Schüßler sind ideale, nebenwirkungsfreie Helfer in der Prophylaxe und bei alltäglichen Beschwerden. Sie ersetzen natürlich nicht notfallmedizinische Versorgung und therapeutisch notwendige Begleitung bei schweren Erkrankungen. Insbesondere in der Schwangerschaft sollte bei Zweifel Rücksprache mit der Ärztin/ dem Arzt oder der Hebamme gehalten werden.
Die Schüßler-Salze können allerdings immer unterstützend und begleitend genutzt werden. Sie wirken nicht gegen allopathische oder beispielsweise homöopathische Medikamente und beeinträchtigen auch keine anderen Heilverfahren wie zum Beispiel die Akupunktur. Im Gegenteil: Die Mineralstoffe nach Dr. Schüßler stärken direkt die Lebenskraft des betroffenen Menschen und unterstützen damit die Fähigkeit, auf Impulse oder Reize reagieren zu können.

Teil II: Schüßler-Salze in Schwangerschaft und Stillzeit

Mineralstoffe und Spurenelemente sind besonders in der Schwangerschaft für lebensnotwendige Körperfunktionen und Stoffwechselprozesse unerlässlich. Sie sind von großer Bedeutung für einen ungestörten Schwangerschaftsverlauf, die Geburt, die spätere Entwicklung des Kindes und die Gesundheit der werdenden Mutter. Auf eine gesunde Ernährung mit ausreichender Versorgung mit lebensnotwendigen Mineralstoffen und Vitaminen sollte daher schon vor der Schwangerschaft geachtet werden. Ein Defizit an Mineralstoffen und Vitaminen, das bereits vor der Konzeption besteht, wird oft mit in die Schwangerschaft genommen und kann dann im Verlauf der Schwangerschaft nicht mehr kompensiert werden.
Im Gegensatz zur – immer noch – verbreiteten Volksmeinung, in der Schwangerschaft müsse man für zwei essen, ist der tatsächliche Energiebedarf ab dem zweiten Trimenon ansteigend bis ca. 10 Prozent gesteigert. Der tägliche Mehrbedarf dürfte bei ca. 100 kcal pro Tag liegen, lediglich in den letzten vier Wochen ist der Energiebedarf noch etwas höher und liegt bei 300 kcal zusätzlich pro Tag. Der Bedarf an essenziellen Mineralstoffen übersteigt dagegen bei weitem den zusätzlichen Energiebedarf. Der Bedarf einiger Mikronährstoffe kann sich in Schwangerschaft und Stillzeit sogar verdoppeln. Eine ausgewogene, gesunde und vollwertige Ernährung ist daher besonders in der Schwangerschaft von großer Bedeutung.

Schüßler-Salze helfen, die Versorgung mit lebenswichtigen Mineralstoffen zu optimieren, indem sie Aufnahme, Verteilung und Verwertung der mit der Nahrung aufgenommenen Mineralstoffe verbessern. Zur konstitutionellen Stärkung der werdenden Mutter, aber auch bei leichten Schwangerschaftsbeschwerden können sie wertvolle Hilfe sein.

Die Schüßler-Salze 1-12

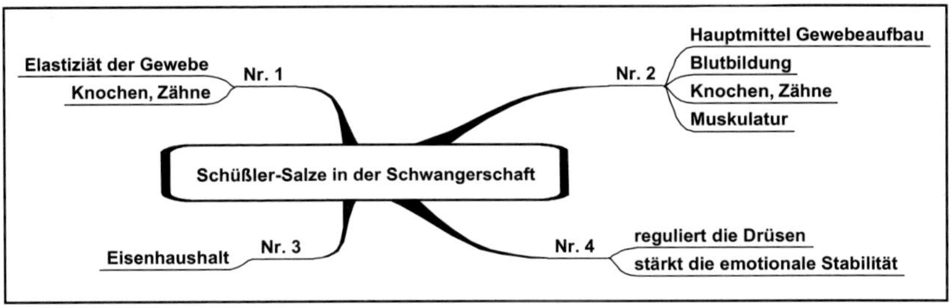

Nr. 1 Calcium fluoratum (D 12)

unterstützt die elastischen Gewebe im Körper, z.B. Sehnen, Bänder, Haut. Eine gute innerliche und äußerliche Versorgung mit diesem Mineralstoff ist wichtig von Beginn der Schwangerschaft an, damit das Binde- und Stützgewebe für die Belastungen in der Schwangerschaft gestärkt wird. So können Dehnungsschmerzen und Schwangerschaftsstreifen vermieden werden. Der Damm kann frühzeitig mit der äußeren Anwendung gepflegt und auf die Ausdehnung unter der Geburt vorbereitet werden. Calcium fluoratum ist darüber hinaus das biochemische Funktionsmittel für den Aufbau der Oberfläche der Knochen, des Zahnschmelzes und der Gefäßwände. Beim Säugling unterstützt es den Fontanellenschluss.

Spezielle äußerliche Anwendungen:

Creme oder Lotion: Schwangerschaftsstreifen (+ 11), Dammmassage, Krampfadern, Hämorrhoiden (1, 4, 9, 11) Besenreiser (+ 4), Symphysenlockerung (+ 8, + 11), Schmerzprobleme Bänder und Sehnen, Brustspannen (+ 4), Naht-/Narbenpflege (+ 5)

Breiauflage: Wunden (+ 3), rissige Brustwarzen

Diese Lebensmittel sind reich an Calcium fluoratum:
Birne, dicke Bohnen, Endiviensalat, Leinsamen, Rote Bete, Sesamsamen, Weichkäse, Brokkoli, Brombeeren, Blattspinat, Mangold, Grünkohl, Zuckererbsen, Kichererbsen, Mandeln, Steinpilze, Hefeflocken, Buttermilch, Parmesan, Mozzarella, Matjeshering, Roggenvollkornbrot

Nr. 2 Calcium phosphoricum (D 6)

ist das Hauptmittel während der gesamten Schwangerschaft. Es sollte durchgehend prophylaktisch eingenommen werden. Es ist das wichtigste Funktionsmittel für den Aufbau von Knochen und Zähnen. Für die Neubildung von Zellen und für die Blutbildung ist Calcium phosphoricum unerlässlich. Krämpfe in den Waden oder Füßen, die im Verlauf der Schwangerschaft häufig auftreten, wird mit Calcium phosphoricum vorgebeugt. Es entspannt den Muskeltonus und reguliert die Tätigkeit der willkürlichen Muskulatur. Das ist wichtig für die Geburtsphase, wenn sich die Gebärmutter zu einem kontraktionsfähigen Muskel umbaut.

Spezielle äußerliche Anwendungen:
<u>Creme:</u> Nackenverspannungen (Breiauflage, Creme), Muskelkrämpfe + 7 (Creme und abends Bad), Bad unter der Geburt (+ 5, + 7)

Diese Lebensmittel sind reich an Calcium phosphoricum:
Bananen, Brokkoli, Kartoffeln, Naturreis, Buttermilch, Joghurt, Parmesan, frische Sojabohnen, Krabben, Leinsamen, Spinat, Weizenkeime, -kleie, Linsen, Kichererbsen, Kürbiskerne, Sprossen

Nr. 3 Ferrum phosphoricum (D 12)

kann bei erhöhtem Eisenbedarf in der Schwangerschaft die Eisenverwertung verbessern. Die Sauerstoffaufnahme wird erhöht und der Energiehaushalt optimiert. Es regt so den Stoffwechsel an. Frauen, die in den ersten 12 Wochen unter starker Müdigkeit leiden, können 3 mal 5 Tabletten am Tag lutschen. Das Immunsystem, die Widerstandskraft gegenüber Erregern, wird gestärkt. Sollte dennoch ein Infekt auftreten, ist Ferrum phosphoricum das „Erste-Hilfe-Mittel". Rechtzeitig alle fünf Minuten eine Tablette zu lutschen, hilft, das Fortschreiten der Infektion abzuwehren. Nach der Geburt ist es ein wichtiges Mittel bei großem Blutverlust.

Spezielle äußerliche Anwendungen:
Milchstau/Mastitis Auflage (evtl. + 12, + 4), gerötete Naht Auflage evtl. gemischt mit Calendulaessenz, wunder Po beim Kind (evtl. + 9), bei Zahnung auf gerötete Zahnleiste als Brei

Diese Lebensmittel sind reich an Ferrum phosphoricum:
Rote Bete, Bierhefe, Gartenkresse, Hirse, Kürbiskerne, Muscheln, Roggen, Soja, Wildfleisch, dicke Bohnen, Weizenkeime, Pilze, Leber, Leinsamen, Pistazienkerne, Paprikaschoten, Rotkohl, Pflaumen, Zucchini

Nr. 4 Kalium chloratum (D 6)

ist das Funktionsmittel der Drüsen. Es unterstützt die erhöhte Tätigkeit der Drüsen während der Schwangerschaft und Stillzeit. Das ist wichtig für die emotionale Stabilität. Bei Stimmungsschwankungen kann die Dosierung auf 3 mal 5 Tabletten am Tag erhöht werden. Nach der Geburt fördert es den Milchfluss. Kalium chloratum unterstützt auch den Abbau chemischer Gifte. Es ist ein wichtiges Schleimhautmittel und fördert die Regeneration der Gebärmutter (-schleimhaut) nach der Geburt.

Spezielle äußerliche Anwendungen:
Krampfadern (1, 4, 9, 11), Besenreiser, Schmerzende Brust (+ 3), Förderung Milchfluss als Kompresse (evtl. + 12), Aphten (Mund, Spülung und Breiauflage)

Diese Lebensmittel sind reich an Kalium chloratum:
Banane, Melone, Gartenkresse, Hafer, Kohlrabi, Kartoffeln, Spinat, Sellerie, Kokosnuss, Datteln, Lauch, Möhren, weißer Rettich, Gurke, Linsen, Weizenkleie

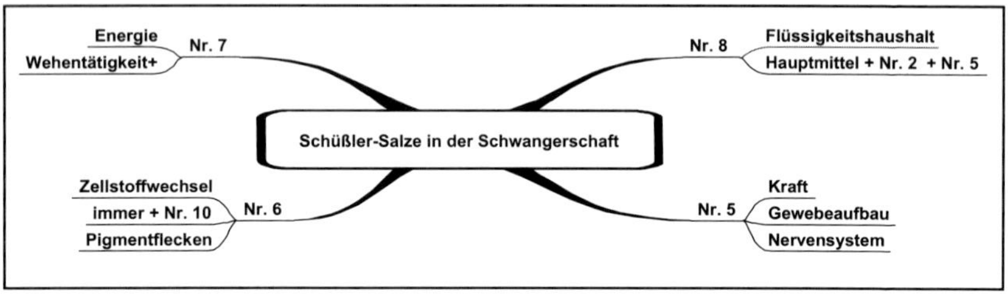

Nr. 5 Kalium phosphoricum (D 6)

ist das Kraftmittel unter den Schüßler-Salzen und kann bei Müdigkeit, Schwäche oder Energiemangel hilfreich sein. Dieses Mittel unterstützt (zusammen mit Nr. 2 und Nr. 8) die Neubildung von Geweben. Die Muskulatur wird durch Kalium phosphoricum gestärkt, so dass die Wehentätigkeit verbessert wird. Zur Regeneration nach der Geburt und zur Prophylaxe oder Behandlung depressiver Verstimmungen kurz nach der Geburt kann Kalium phosphoricum eingesetzt werden.

Spezielle äußerliche Anwendungen:
Bad unter der Geburt (+ 2, + 7) oder als „Kraftbad“ in der Schwangerschaft oder im Wochenbett, schlechte Wundheilung der Dammnaht, unruhige, überdrehte Kinder (Bad abends)

Diese Lebensmittel sind reich an Kalium phosphoricum:
Nüsse, Studentenfutter, frisches Getreide, Artischocke, Sonnenblumenkerne, Sesamsamen, Zuckermais, Meeresfische

Nr. 6 Kalium sulfuricum (D 6)

unterstützt den Zellstoffwechsel. Es ist wichtig bei Appetitlosigkeit und zur Unterstützung von Leber, Galle, Bauchspeicheldrüse. Da es die Entgiftung und Ausscheidung anregt, sollte es in der Schwangerschaft und Stillzeit in akuten Situationen zur Anwendung kommen. Bewährt hat sich die zusätzliche Einnahme von Nr. 10 Natrium sulfuricum, um Ausscheidungsreaktionen zu vermeiden. Schwangerschaftsflecken sind Zeichen eines akuten Bedarfs.

Spezielle äußerliche Anwendungen:
Milchschorf (gelbe Schuppen) (+ 9), bräunliche Flecken („Schwangerschaftsflecken")

Diese Lebensmittel sind reich an Kalium sulfuricum:
pflanzliche Eiweiße (Bohnen, Linsen, Erbsen), Roggen, Hafer, Gerste, Dinkel, Weizen, Brokkoli, Apfel, Sesamsamen, Weichkäse, Leinsamen

Nr. 7 Magnesium phosphoricum (D 6)

unterstützt das Nervensystem. Es stärkt die nervliche Belastbarkeit und bringt Ausgleich in Stresssituationen. Bei Schlafstörungen wird es erfolgreich angewendet. Hunger auf Schokolade ist Zeichen eines hohen Bedarfs. Magnesium phosphoricum unterstützt die Geburtswehen. Eine ausreichende Versorgung mit diesem Funktionsmittel kurz vor und während der Geburt kräftigt die Wehentätigkeit. Bei Blähungen oder/ und Verstopfung entlastet die Anwendung als „Heiße Sieben" (s. Kasten). Säuglinge können in diesem Mineralstoff gebadet und mit der Creme eingerieben werden.

Spezielle äußerliche Anwendungen:
Wachstumsbeschwerden Bauch + evtl. 1 (Gebärmutterbänderschmerzen), Muskelkrämpfe Beine (+ 2), Unruhige Beine (+ 11), Muskelver-

spannungen Rücken, Nachwehen, Blähungsbauch der Schwangeren oder Wöchnerin, Hämorrhoiden juckend, juckendes Hautekzem (+ 3, + 8), Kind Bauchschmerzen/Blähungen + Bad (+ 2), Bad unter der Geburt (+ 2, + 5)

Diese Lebensmittel sind reich an Magnesium phosphoricum:
Amarant, Haferflocken, Sojabohnen, grüne Bohnen, dicke Bohnen, Leinsamen, Sellerie, Grünkern, Weizenkleie, Nüsse, Mais, Knoblauch, ungeschälter Reis, Datteln, Kohlrabi, Lauch, Möhren, Rote Bete, Kürbiskerne

Die „heiße Sieben"
Magnesium phosphoricum ist das einzige biochemische Funktionsmittel, das in aufgelöstem heißen Wasser eine besondere Funktion ausübt: durch den (kurzen) Abkochvorgang werden zunächst die Gase aus dem Wasser getrieben. In Verbindung mit 7-10 Tabletten Magnesium phosphoricum entsteht nun eine Lösung, die den Körper unterstützt, Fäulnisgase aus dem Darm auszutreiben. Gleichzeitig wird die Entkrampfung und Entspannung unterstützt.

Nr. 8 Natrium chloratum (D 6)

unterstützt den Flüssigkeitshaushalt und die Zellbildung und ist daher von zentraler Bedeutung in der gesamten Schwangerschaft. In der Frühschwangerschaft kann Schwangerschaftserbrechen mit diesem Funktionsmittel gelindert werden. In der Spätschwangerschaft hat sich die Einnahme als stabilisierend für Blutdruck und Gesamtkonstitution der werdenden Mutter bewährt. Salzhunger ist Zeichen eines akut hohen Bedarfs.

Spezielle äußerliche Anwendungen:
Ödeme + 10 (evtl. auch Fußbad bei Knöchelödemen), Karpaltunnelsyndrom (+1, +2), Herpes + 10 (Tropfen), Schwangerschaftsekzem (+ 3, + 9,

+ evtl. 7), Symphysenlockerung (+ 1, + 2), nässende Windeldermatitis, Bläschen als Breiauflage (+ 3, + 10), feuchtigkeitsarme Haut.

Diese Lebensmittel sind reich an Natrium chloratum:
Leinsamen, Mangold, Mineralwasser, Brennnessel, Kürbiskerne, grüne Oliven, Fenchel, Staudensellerie, dicke Bohnen, Radieschen, Löwenzahnblätter, Zuckermais, Pfifferling, Kopfsalat, Feldsalat, Gurke

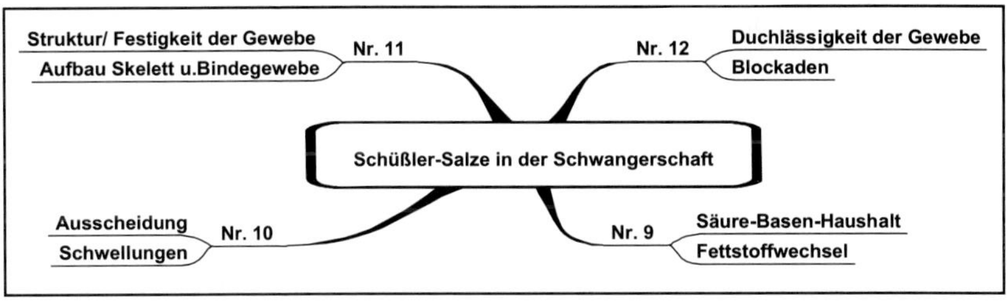

Nr. 9 Natrium phosphoricum (D 6)

ist ein Stabilisator des Säure-Basen-Gleichgewichtes. Es baut überschüssige Säuren ab und dient daher auch als Schutz der Mineralstoffspeicher (Knochen und Zähne). Es hilft bei Sodbrennen. In einer akuten Situation wird alle fünf Minuten eine Tablette gelutscht. Darüber hinaus ist Natrium phosphoricum an einem gesunden Fettstoffwechsel beteiligt. Pickel, fettige Haare oder Haut zeigen einen akut hohen Bedarf an, ebenso der Heißhunger auf Süßes oder Fettes.

Spezielle äußerliche Anwendungen:
Hämorrhoiden, Krampfadern (+ 1, + 4, + 11), Wunder Po/Soor (Bad und Auflage) + 3, Milchschorf (+ 6)

Diese Lebensmittel sind reich an Natrium phosphoricum:
Rote Bete, Sellerie, Brennnessel, dicke Bohnen, grüne Bohnen, Möhren, Lauch, Kartoffeln, Rosenkohl, Rotkohl, Endiviensalat, Schwarze Johannisbeere

Nr. 10 Natrium sulfuricum (D 6)

ist das biochemische Mittel zur Anregung der Ausscheidung und des Stoffwechsels. Es unterstützt die Leber, die durch die zusätzliche Stoffwechselbelastung und das wachsende Kind beansprucht wird. Es hilft bei geschwollenen Gelenken und allgemein bei Wassereinlagerungen. Als Funktionsmittel des Darms sichert es eine gesunde Verdauung und reguliert die Darmtätigkeit sowohl bei Verstopfung als auch bei Durchfall.

Spezielle äußerliche Anwendungen:
Ödeme (+ 8), geschwollene Augen (Kompresse), Herpes (+ 8), „Rechnerische" Übertragung (Bad) (+ 12, + 7)

Diese Lebensmittel sind reich an Natrium sulfuricum:
Leinsamen, Weichkäse, Fenchel, Spinat, Petersilie, Muscheln, Sellerie, Gans, Bohnen, Sesamsamen, Äpfel

Nr. 11 Silicea (D 12)

unterstützt die Struktur und Festigkeit der Haut. Die Anwendung – auch äußerlich zusammen mit Nr. 1 Calcium fluoratum – dient der prophylaktischen Versorgung, um z.B. Risse des Gewebes (Schwangerschaftsstreifen) zu vermeiden. Es gilt als biochemisches Schönheitsmittel, weil es den Haar- und Nagelwuchs anregt. Silicea ist ein wichtiges Nervenmittel und lindert Ischiasbeschwerden.

Spezielle äußerliche Anwendungen:
Schwangerschaftsstreifen (+ 1), Ischialgie (+ 7), Unruhige Beine (+ 7, + 21), Leisten- Nabelbruch, Hämatome (+ 12, evtl. + 3), Nägel lösen sich in Schichten auf, Zarte, schwache Neugeborene (Bad) + 5

Diese Lebensmittel sind reich an Silicea:
Zinnkraut, Hirse, Vollkorngetreide (besonders Hafer, Weizen, Roggen), Zwiebeln, Gerste, Leinsamen

Nr. 12 Calcium sulfuricum (D 6)

ist wichtig für die Durchlässigkeit der Gewebe. Es löst Blockaden. In Krisen oder Schocksituationen kann es akut angewendet werden. Nach der Geburt wird es nach Bedarf innerlich und äußerlich angewendet.

Spezielle äußerliche Anwendungen:
Milchstau, Hämatome (+ 11), „Ankommen des Kindes“ (Bad)

Diese Lebensmittel sind reich an Calcium sulfuricum:
Käse, auch Schafskäse, Leinsamen, Grünkohl, Petersilie, Kresse, Blattspinat, Erbsen, Sojabohnen, Brokkoli

Wichtige Erweiterungsmittel der Biochemie nach Dr. Schüßler in Schwangerschaft und Stillzeit

Die Erweiterungsmittel, die auch unter der Bezeichnung Ergänzungssalze bekannt sind, wurden erst im 20. Jahrhundert nach Schüßlers Tod (1898) von seinen Nachfolgern in die biochemische Heilweise eingeführt. In Deutschland werden mittlerweile bis zu 15 Erweiterungsmittel genutzt.
Sie sind tiefgreifend und vielseitig. Sie können angewandt werden, um die Wirkung der Basissalze, der 12 Schüßler-Salze, zu optimieren. Es kann auch eine gezielte Einzelanwendung sinnvoll sein. Insbesondere, wenn mit der Einnahme der 12 Mineralstoffe nach Dr. Schüßler keine Besserung der Störungen eintritt, sollte zusätzlich ein Erweiterungsmittel zur Anwendung kommen. Bei chronischen Störungen hat sich die Anwendung der Erweiterungsmittel sehr bewährt. Die sechste Dezimalpotenz kann als Regelpotenz für die Erweiterungsmittel empfohlen werden.
Im Unterschied zu den zwölf Mineralstoffen nach Dr. Schüßler werden bei den Ausgangsstoffen der Erweiterungsmittel auch Mineralstoffe verwandt, deren Essentialität im menschlichen Körper bis heute nicht nach-

gewiesen ist. Aufgrund der Spezifik der Erweiterungsmittel wird für die gezielte und insbesondere für die längere Anwendung eine fachkundige Beratung empfohlen. Im Folgenden werden nur die Mittel dargestellt, die in der Schwangerschaft und Stillzeit im Rahmen der Selbstanwendung sinnvoll sind.

Nr. 14 Kalium bromatum (D 6)

Kalium bromatum ist das biochemische „Beruhigungsmittel“, da es einen engen Bezug zum Nervensystem hat. Es kann in akuten Situationen, z.B. bei besonderen Aufregungen, in der Schwangerschaft angewendet werden. Es unterstützt als Nervenmittel bei Unruhezuständen und Schlafstörungen, bei nervösen Beschwerden anderer Organe z.B. der Schilddrüse und des Auges (nervöse Sehstörungen). Bei regelmäßig wiederkehrenden Kopfschmerzen und Migräne kann dieses Mittel ergänzend hinzugenommen werden. Eine längere Anwendung als eine Woche sollte fachkundig beraten werden.

Nr. 15 Kalium jodatum (D 6)

Kalium jodatum ist DAS Schilddrüsenmittel bei Störungen der Schilddrüse! Bei allen Schilddrüsenfunktionsstörungen hat dieses Funktionsmittel einen ausgleichenden Effekt. Es reguliert auch den Blutdruck, regt Stoffwechsel sowie Herz- und Gehirntätigkeit an und fördert so den Appetit und die Verdauung. Weitere Zeichen für einen Bedarf an Kalium jodatum sind: chronisches, krampfhaftes Räuspern, Druck am Hals, Schilddrüsenstörung, Kropf, hoher Blutdruck, Herzrasen.

Nr. 17 Manganum sulfuricum (D 6)

Manganum sulfuricum unterstützt als Begleiter des Eisens dessen Aufnahme. Auch bei Energiemangel kann dieses Funktionsmittel unterstützen. Bei Eisenmangel in der Schwangerschaft ist zusätzlich zu dem vom Arzt verordneten Präparat die Kombination von Nr. 3 Ferrum phosphoricum mit diesem Mittel zu empfehlen. Wichtig ist die unterstützende Einnahme bei Knorpelschäden und Arthrose.

Nr. 21 Zincum chloratum (D 6)
Zincum chloratum hat bedeutenden Einfluss auf zahlreiche Stoffwechselvorgänge im Körper und auf das Wachstum. Es ist Bestandteil der Zellen, der Gewebesäfte und vieler Enzyme.
Es kann daher in vielfältiger Weise eingesetzt werden: zur Stärkung des Immunsystems, bei Stress, bei Wachstumsproblemen der Kinder, bei Abbau des Kieferknochengewebes, bei Hormonstörungen, bei Schwermetallbelastungen, bei Diabetes, bei Hautproblemen, bei der Lichtempfindlichkeit der Augen, bei Schleimhautveränderungen, zur Unterstützung bei und Prophylaxe der Post-partum-Psychose.

Nr. 22 Calcium carbonicum (D 6)
Calcium carbonicum ist ein großes Konstitutionsmittel der klassischen Homöopathie. Es wirkt langsam, aber nachhaltig positiv, bei Erschöpfungszuständen, vorzeitigem Altern und bei Knochenleiden zur Ausbildung der Härte der Knochen. Es hat einen Einfluss auf das vegetative Nervensystem und steuert die Nahrungsaufnahme. Ein ideales Mittel, wenn der Säugling schlecht gedeiht. Es kann bei Erschöpfungszuständen der Mutter auch in höheren Dosierungen über einen längeren Zeitraum angewendet werden.

Nr. 23 Natrium bicarbonicum (D 6)
Natrium bicarbonicum aktiviert den Stoffwechsel. Bei Säureüberlastung unterstützt es die Ausscheidung harnpflichtiger Substanzen und wird daher bei allgemeiner Übersäuerung, Beschwerden wie Sod- oder Schlundbrennen empfohlen. Die Bauchspeicheldrüse wird mit diesem Funktionsmittel unterstützt.

Hinweise zur Anwendung

Dosierung der Schüßler-Salze
Grundsätzlich bestimmt der Bedarf die Dosierung der Schüßler-Salze. Es gibt Menschen, die auf kleinere Mengen am Tag (drei Tabletten von einem

Schüßler-Salz) positive Veränderungen bemerken und andere Menschen wiederum, die hierfür eine Dosierung von 30 Tabletten am Tag anwenden.

Generelle Empfehlungen sind:
- Prophylaxe: 3-5 Tabletten am Tag,
- Besondere Belastungssituationen: mindestens 12 Tabletten am Tag,
- Akute Störungen: jede 5 Minuten eine Tablette im Mund zergehen lassen,
- Chronische Fälle: langfristige Einnahme von 7-10 Tabletten am Tag.

Sensible und besonders belastete Menschen sollten mit einem Drittel der angegebenen Dosierung beginnen. Die Dosierung wird langsam im Rhythmus von sieben Tagen gesteigert. Stellt sich der gewünschte Erfolg ein, wird die Dosierung nicht weiter gesteigert.
Eine Überdosierung ist aufgrund der Verdünnung (= Potenzierung) nicht möglich.
Für Säuglinge, Kleinkinder und Kinder gelten dieselben Dosierungshinweise, da sich die Dosierung an dem Bedarf und nicht an dem Körpergewicht und der Größe eines Menschen orientiert.

Kombination verschiedener Schüßler-Salze

Die Anzahl der Mineralstoffe hängt von Ihrem persönlichen Bedarf ab. Nutzen Sie die Einnahmeempfehlungen. Sie können dann nochmals die entsprechenden Beschreibungen bei den einzelnen Mineralstoffen nachlesen.
Es gibt keine Gegenspieler bei den Mineralstoffen. Anders als bei herkömmlichen grobstofflichen Mineralstoffpräparaten, behindern sich die verschiedenen Mineralstoffe nicht gegenseitig in der Aufnahme.
Im Gegenteil: Die körperlichen Prozesse erfordern oft notwendigerweise verschiedenste Mineralstoffe gleichzeitig. Wenn Sie z. B. einen grippalen Infekt befürchten, sollten mindestens die Nr. 3 Ferrum phosphoricum zur Erhöhung der Widerstandskraft und die Nr. 10 Natrium sulfuricum zur Ausscheidung der belastenden Stoffe genommen werden.

Einnahme der Schüßler-Salze

Die Anwendung und Einnahme der Schüßler-Salze kann sehr unkompliziert gehandhabt werden. Die Erfahrungen in der Praxis haben gezeigt, dass die gewünschte Wirkung eintritt.
Nach der Auswahl der zutreffenden Schüßler-Salze werden die biochemischen Tabletten abgezählt. Die verschiedenen Funktionsmittel, die für die Anwendung herausgesucht wurden, werden miteinander gemischt.

Zwei Möglichkeiten der Einnahme haben sich bewährt:

- Lutschen der Mineralstofftabletten: Bis zu drei Tabletten können auf einmal in den Mund genommen werden. Beim Lutschen lösen sich die Mineralstoffmoleküle langsam aus der Tablette heraus und werden über die Mundschleimhaut aufgenommen.
- Auflösen der Mineralstofftabletten in Wasser: Die Tagesdosis der Tabletten in drei Portionen teilen. Morgens, mittags, abends jeweils eine Portion in einem Glas Wasser auflösen. Der Schluck wird einen Moment im Mund gehalten. Die Mineralstoffmoleküle werden jetzt aufgenommen.

Natürlich können innerhalb eines Tages beide Möglichkeiten (lutschen und auflösen) genutzt werden. Da die Aufnahme der Mineralstoffmoleküle über die Mundschleimhaut erfolgt, sollte diese frei sein. Die Schüßler-Salze sollten nicht unmittelbar nach dem Essen genommen werden, da die Schleimhaut aufnahmefähig sein sollte. Einflüsse von Zahnpasta oder Kaffee auf die Wirkung sind nicht bekannt.

Einnahmehinweise für Säuglinge, Kleinkinder, Kinder

Säuglinge können die Mineralstoffe in verschiedener Weise bekommen. Medizin-Sauger eignen sich sehr gut hierfür. Der kieferorthopädisch geformte Medizin-Sauger aus Silikon macht es kinderleicht Ihrem Baby die Schüßler-Salze in gelöster Form zu verabreichen. Durch die Lochung am Sauger ist eine sanfte Verabreichung garantiert. Der Medizin-Sauger ist hygienisch kochfest.

Sie können die Mineralstoffe auch breiig am Mundwinkel einschmieren (kleinste Mengen!). Bei Säuglingen empfiehlt sich besonders die äußere Anwendung. Die Mineralstoffe können dem Badewasser zugefügt werden oder bei Bauchkrämpfen als Kompresse aufgelegt werden.
Kleinkinder und Kinder können die Mineralstoffe, wie oben angegeben, lutschen oder aufgelöst trinken.

Die äußerliche Anwendung

In der Praxis zeigt sich, dass die äußere Anwendung der biochemischen Mineralstoffe wertvolle Hilfe und Unterstützung bieten kann. Dies gilt sowohl für die äußerliche Pflege der Haut als auch für die Hilfe bei akuten Störungen. Wenn wir die Mineralstoffe nach Dr. Schüßler innerlich einnehmen, wird der Organismus die in der Hierarchie des körperlichen Geschehens zentralen Bereiche ordnen und regenerieren. Wenn wir die Mineralstoffe äußerlich zuführen, werden sie zunächst an Ort und Stelle wirksam.
Nehmen wir das Beispiel Hornhaut. Jemand nimmt Nr. 1 Calcium fluoratum wegen übermäßiger Hornhautbildung innerlich ein. Es kann jedoch sein, dass auch weitere Funktionsbereiche nicht mehr ausreichend versorgt werden konnten: Aderwände, die Organe, die Bänder. Um den erwünschten Effekt zu erzielen, sollten jetzt die Schüßler-Salze auch äußerlich zugeführt werden.

Bäder:
Schwangere, die am Anfang ihrer Schwangerschaft die Schüßler-Salze nehmen wollten, aber aufgrund von Übelkeit nicht konnten, berichten immer wieder, wie wohltuend Bäder mit Schüßler-Salzen sind.
Bei Mineralstoffbädern sollte die Temperatur leicht unter der Körpertemperatur (nicht über 37 Grad Celsius) liegen, damit die Haut aufnehmen kann; Badedauer 10 bis 15 Minuten. Nehmen Sie bei Vollbädern ca. zwölf bis 20 Tabletten des jeweiligen Mittels.
Es sind auch Teilbäder möglich (ca. sieben bis zehn Tabletten des jeweiligen Mineralstoffs):

- Sitzbad: z. B. bei Problemen im Analbereich;
- Fußbäder: z. B. bei Ausschlägen, wunden Füßen;
- Unterarm- und Handbäder.

Waschungen:
zur Unterstützung, wenn kein (Teil-)Bad möglich ist

Kompressen:
Augen
Gesicht
Nacken
Tränken Sie Tücher, Tupfer, Wattepads in den gelösten Schüßler-Salz-Tabletten und legen Sie sie 10 bis 15 Minuten auf.

Breiauflagen:
empfehlen sich im akuten Fall, z. B. bei Insektenstichen (Nr. 2 und Nr. 8) oder Brandwunden (Nr. 3 und Nr. 8).
Lösen Sie die Mineralstoffe mit abgekochtem Wasser zu einem Brei auf. Die Anzahl der Tabletten hängt von der Größe der Fläche ab. Legen Sie den Brei auf die betreffenden Hautstellen auf und decken Sie den Brei mit einer Frischhaltefolie ab. So bleibt das feuchte Klima erhalten und die Mineralstoffmoleküle lösen sich im Wasser und können von der Haut aufgenommen werden.

Haarwasser für die Kopfhaut:
biochemisches Haarwasser (1, 5, 6, 8, 11/bei fettigen Haaren + 4, 9) selbst herstellen und eine Viertelstunde vor dem Waschen einmassieren oder als Haarpackung längere Zeit einwirken lassen.

Cremes und Lotionen:
Für die tägliche Anwendung gibt es biochemische Cremes und Lotionen, die eine einfache und pflegende Anwendung ermöglichen. Sie sind ebenso wie die Schüßler-Salze in Apotheken erhältlich.

Teil III: Entwicklung der Mutter und des Kindes von der Schwangerschaft bis zur Stillzeit

Die Schwangerschaft

1. Trimenon (1.-12. Woche)

Entwicklung der Mutter

Die Umstellung des Stoffwechsels und die Hormonfluten stellen den Körper der werdenden Mutter vor eine große Herausforderung. Der Körper verändert sich in vielfältiger Hinsicht. Die Brustwarzen werden dunkler, die Haut fühlt sich anders an, der Appetit ist verändert und vieles mehr. Schüßler-Salze erleichtern jetzt die Umstellung und helfen bei Befindlichkeitsstörungen.

Übelkeit ist eine der ersten und zugleich eine der lästigsten Schwangerschaftsbeschwerden. Meist endet diese Übelkeit, die auch mit Erbrechen verbunden sein kann, nach dem ersten Trimenon, d.h. nach der 12. Schwangerschaftswoche. Diese Zeit kann natürlich sehr lang sein. Nr. 8 Natrium chloratum hat sich bei diesen Beschwerden als lindernd erwiesen. Im akuten Zustand sollte alle 5 Minuten eine Tablette gelutscht oder stündlich sollten 12 Tabletten aufgelöst und die Lösung schluckweise getrunken werden. Die Mineralstoffeinnahme sollte, wenn keine Besserung eintritt, um die Mittel Nr. 2 Calcium phosphoricum und Nr. 5 Kalium phosphoricum ergänzt werden.

Spannen der Brüste kann zusammen mit **Berührungsempfindlichkeit** der Brüste ebenfalls bereits zu Beginn der Schwangerschaft infolge der verstärkten Hormonproduktion auftreten. Hier hilft eine Kombination der biochemischen Cremes Nr. 1 Calcium fluoratum und Nr. 4 Kalium chloratum. Bei Beschwerden werden die Cremes viermal täglich dünn aufgetragen, zur weiteren Pflege der Brust einmal täglich. Zusätzlich werden die Schüßler-Salze mit 5-7 Tabletten täglich eingenommen.

Die Energie-Plus-Kur

Das Salz der Lebenskraft: Nr. 2 Calcium phosphoricum
Es ist das Regenerationssalz. Es stärkt und unterstützt den Zellaufbau. Zudem ist es ein wichtiges Knochenaufbaumittel und Entspannungsmittel für die willkürliche Muskulatur.
Äußerliche Anwendung: Die biochemische Creme Nr. 2 wird im Nackenbereich und zwischen den Schulterblättern aufgetragen. Die Anwendung kann auch empfohlen werden bei Spannungskopfschmerzen, Schlafstörungen, diffusen Ängsten.

Das Salz der Lebensfreude: Nr. 5 Kalium phosphoricum
Es stärkt den Herzmuskel und fördert somit die Durchblutung aller Organe. Es ist das biochemische Mittel bei Erschöpfungszuständen und zur Unterstützung der nervlichen und geistigen Leistungsfähigkeit. Die Konzentrations- und Merkfähigkeit wird verbessert.
Äußerliche Anwendung: Die biochemische Creme Nr. 5 kann bei Erschöpfung mehrmals täglich in der Herzgegend aufgetragen werden.

Das Salz der Lebensenergie: Nr. 7 Magnesium phosphoricum
Es ist das Energiemittel für jede Zelle. Der Zellstoffwechsel wird gestärkt. Aktivierung und Entspannung des Nervensystems und der Muskulatur wird unterstützt. Es ist das Erste-Hilfe-Mittel bei Schlafstörungen, Schmerzen und Krämpfen. In diesen Fällen hat sich die Einnahme als „Heiße Sieben" bewährt. Dazu werden 10 Tabletten in abgekochtem, heißem Wasser gelöst.
Äußerliche Anwendung: Die biochemische Creme Nr. 7 wird bei Einschlafstörungen auf den Solarplexus und die Oberarme aufgetragen.
Besonderheit: Die biochemische Lotion Nr. 7 wird zur großflächigen Anwendung genutzt. Sie energetisiert, entspannt, beruhigt.

Stimmungsschwankungen führen häufig zu Irritationen. Von einem auf den anderen Moment wechselt die Stimmung ohne nachvollziehbaren Grund. Für die Stabilität des Drüsensystems können jeden Tag 7-10 Tabletten von Nr. 4 Kalium chloratum, Nr. 7 Magnesium phosphoricum und Nr. 21 Zincum chloratum genommen werden.
Das Herz-Kreislauf-System stellt sich auf die neuen Anforderungen ein. Hierbei treten manchmal **Müdigkeit und Schwindel** auf. Die Energie-Plus-Kur mit den Schüßler-Salzen 2, 5, 7 bringt frische Kraft und Energie. Die Dosierung wird dem persönlichen Bedarf angepasst.
Zunehmender Harndrang ohne Krankheitsbefund wird mit den Schüßler-Salzen Nr. 8 Natrium chloratum und Nr. 10 Natrium sulfuricum reguliert. Je 7-10 Tabletten werden über den Tag verteilt gelutscht.
Gegen Ende des ersten Trimenon verspüren viele Schwangere **Dehnungsschmerzen in der Leiste**, da die Gebärmutter an vielen Bändern im Becken und am Kreuzbein fixiert ist. Durch das Wachstum gibt es nun einen kräftigen Zug auf diese Bänder, was den Schmerz verursacht.

Tipp:

Die Haut wird lichtempfindlicher und benötigt mehr Schutz und Pflege. Zur Pflege des Bindegewebes, zur Vorbereitung des Damms auf die Geburt, bei trockener Haut und allgemein zur Verhütung von Gewebsschäden (z.B. Striae) kann während der Schwangerschaft durchgängig folgende Kombination der biochemischen Cremes als Bindegewebspflege angewandt werden:

Nr. 1 Calcium fluoratum
Elastizität der Gewebe
Nr. 5 Kalium phosphoricum
Regeneration und
Stärkung des Gewebes
Nr. 8 Natrium chloratum
Flüssigkeitshaushalt, Ernährung des Gewebes
Nr. 11 Silicea
Funktionsmittel des Bindegewebes

Massagen können, auch bei **Kreuzbeinbeschwerden**, mit einer Kombination der biochemischen Cremes Nr. 1 Calcium fluoratum und Nr. 11 Silicea, diese Beschwerden gut mindern.

Entwicklung des Embryos

- die befruchtete Eizelle teilt sich mehrfach
- das Zellpaket nistet sich in die Gebärmutter ein und teilt sich dabei in zwei Teile
- aus der einen Hälfte entwickelt sich Plazenta (Mutterkuchen), Nabelschnur und Fruchtblase
- aus der anderen Hälfte entwickelt sich der Embryo
- die Zellen teilen sich zu Geweben und Organen
- aus dem Neuroalohr entwickelt sich der Großteil des Nervensystems und das Gehirn
- Ende der 5. Woche beginnt das Herz zu schlagen
- Kopf und Rumpf bilden sich aus
- Gesicht mit Augen, Ohren, Nase, Lippen und Zunge bildet sich aus
- an Armen und Beinen zeichnen sich Finger und Zehen ab
- an Fingern und Zehen wachsen erste Nägel
- die inneren Organe wie Magen, Leber und Nieren bilden sich aus

⇨ Größe: 6-9 cm
⇨ Gewicht: 15-25 g

Wichtig während der gesamten Schwangerschaft!

1. auf Nikotin (auch Passivrauchen), Alkohol und andere Drogen verzichten
2. Genussmittel wie Kaffee oder Schokolade einschränken
3. auf Medikamente verzichten (Absprache mit Ihrem Arzt)

4. keine Impfungen
5. keine Röntgenuntersuchung
6. keine Diät
7. Sportarten wie Reiten, Mountainbike oder Reckturnen, bei denen der Bauch ruckartigen Stößen ausgesetzt ist, vermeiden
8. längeres Stehen vermeiden
9. Sitzen mit gekreuzten Beinen vermeiden
10. wenn Sie länger sitzen, die Beine hoch lagern
11. eng abschließende Socken oder Kniestrümpfe vermeiden

Praktische Tipps:

- Anmeldung beim Frauenarzt zur Erstuntersuchung
- bei der Krankenkasse erkundigen, wie Sie als Schwangere versichert sind, welche Leistungen Ihnen zustehen von der Vorsorge über Geburtsvorbereitung und Geburt bis hin zu Nachsorge und Rückbildungsgymnastik
- Schwangerschafts-BH kaufen
- bei Bedarf leichte Stützstrümpfe tragen
- Mutterpass (vom Arzt) immer bei sich führen
- in der 8.-9. Woche zur ersten Vorsorgeuntersuchung gehen (Urinprobe, Blutdruckmessung, Gewicht, Blutabnahme, Abtasten)
- mit einer Hebamme Kontakt aufnehmen

Schwangerschaftsgelüste?

In der Frühschwangerschaft klagen manche Schwangere über „ungesunde Essensgelüste“, die förmlich Fressattacken auslösen. In der Biochemie nach Dr. Schüßler werden diese Bedürfnisse als Zeichen für den Bedarf an einzelnen Funktionsmitteln gesehen. Z.B.:
Schokoladenhunger: Nr. 7 Magnesium phosphoricum
Hunger auf Deftiges, Pikantes: Nr. 2 Calcium phosphoricum
Süßigkeitenhunger: Nr. 9 Natrium phosphoricum.
In akuten Situationen wird jede fünf Minuten eine Tablette gelutscht. Danach kann über einen Zeitraum von 14 Tagen die Einnahme von 7-10 Tabl./Tag empfohlen werden.

Ernährung

1. viel Wasser, Kräutertees oder verdünnte Fruchtsäfte trinken
2. den Konsum von Kaffee, Cola, schwarzem Tee einschränken
3. auf Nikotin und Alkohol ganz verzichten
4. ballaststoffreiche Lebensmittel bevorzugen wie Obst, frisches Gemüse, Vollwertgetreide, Vollkornbrot, Trockenfrüchte
5. auf Süßigkeiten, Kuchen, Torten, Zucker möglichst verzichten
6. gesättigte Fettsäuren wie tierische Fette und in Fett gebackene Speisen meiden
7. Salate und Gemüse vor dem Verzehr sorgfältig waschen
8. Hände nach der Zubereitung von Speisen gründlich waschen
9. auf Verzehr von rohem Fleisch und roher Wurst, z.B. Tatar, Tee wurst oder Mett usw. verzichten (Infektionsgefahr: Toxoplasmose)
10. Fleisch immer gut durchgaren
11. auf rohen Fisch verzichten wie Sushi, Sashimi, graved Lachs
12. auf Verzehr von Rohmilchprodukten (weicher Käse mit rotem oder weißem Schimmel) und Softeis verzichten (Infektionsgefahr: Listeriose)

Toxoplasmose ist eine Infektion durch Parasiten, das durch Tierkot (besonders von Katzen) oder rohes Fleisch übertragen wird. Bei Nichtschwangeren führt das zu einer harmlosen Infektion, bei der Antikörper gebildet werden. Schwangere kämpfen jedoch mit grippeähnlichen Beschwerden.

Listeriose ist zwar eine seltene Infektion, die für Nichtschwangere harmlos verläuft, aber für Schwangere schwerwiegende Folgen für das Kind haben kann. Symptome wie Übelkeit, Fieber, Durchfall.

Bewegung

1. regelmäßig sanfte Sportarten wählen wie Nordic Walking, Aqua-Aerobic oder Schwimmen
2. täglicher Spaziergang von mindestens 20 Minuten

3. Muskeln und Gelenke zwecks Aufwärmung vor jeder sportlichen Betätigung gut dehnen
4. Gymnastik für den Rücken

Übung für die Füße:
1. Setzen Sie sich bequem auf einen Stuhl, den Rücken in eine aufrechte Position bringen. Strecken Sie die Beine aus, heben Sie die Fußspitzen leicht an und machen Sie kreisende Bewegungen. Mehrmals mit jedem Fuß einzeln und dann parallel mit beiden Füßen in eine Richtung wiederholen.
2. Heben Sie die gestreckten Beine leicht an. Beugen und strecken Sie nun die Füße. Auch hier mehrmals mit jedem Fuß einzeln und dann parallel mit beiden Füßen in eine Richtung wiederholen.
3. Heben Sie die gestreckten Beine leicht an. Nun die Fußspitzen abwechselnd nach außen und innen drehen. Mehrmals wiederholen.

Schwimmen ist ideal, um fit zu bleiben und die Seele zu streicheln. Die physikalischen Eigenschaften des Wassers wirken sich nämlich nicht nur auf die Gesundheit des Körpers aus, sondern das Element Wasser hat eine wohltuende Wirkung auf unsere Seele. Schwimmen verbessert die Lungenfunktionen und das Herz-Kreislauf-System.

Entspannung

1. mehr Ruhe und Entspannung gönnen
2. öfter hinsetzen und die Beine hochlegen
3. Entspannungsmusik hören
4. an einem Entspannungskurs wie Yoga oder Pilates teilnehmen

Massage für die Beine als Vorbeugung gegen Krampfadern:
1. Legen Sie sich bequem auf eine Liege oder auf das Sofa. Die Unterschenkel vom Partner oder Masseur in Richtung Körpermitte massieren lassen. Leichte Streichelbewegungen reichen aus.

2. Bei leichten Krämpfen in den Waden die Unterschenkel kneten von den Knöcheln bis zum Knie und zurück, wobei nach oben mit leichtem Druck, nach unten mit kräftigerem Druck massiert wird.

Im Yoga für Schwangere lernt man durch bewusste Atmung und sanfte Bewegung, seinen Körper wieder intensiver wahrzunehmen und den Kontakt zu seinem Baby zu vertiefen. Die Muskulatur wird gekräftigt und gedehnt und auf die Veränderungen durch die Schwangerschaft vorbereitet. Die Yogaübungen können helfen, typische Schwangerschaftsbeschwerden zu lindern oder ihnen vorzubeugen.

2. Trimenon (13.-27. Woche)

Entwicklung der Mutter

Im zweiten Trimenon der Schwangerschaft lässt die Übelkeit nach. Das Gewicht nimmt deutlich zu und die Gebärmutter erreicht die Nabelhöhe. Durch die Bauchdecke lässt sich die Kontur des Fetus ertasten. Viele Frauen stellen fest, dass ihre Haare glänzender sind und schneller wachsen. Die Haut sieht rosig aus.
Wenn die Brüste jetzt größer und schwerer werden, hilft eine Kombination der biochemischen Cremes Nr. 1 Calcium fluoratum und Nr. 4 Kalium chloratum. Auch die biochemische Bindegewebspflege (s. 1. Trimenon) sollte spätestens jetzt begonnen werden.
Bei **Rückenschmerzen** (durch Hohlkreuz) hilft akut die „Heiße Sieben“. Zusätzlich sollte morgens und abends der Rücken mit einer Kombination der biochemischen Cremes Nr. 1 und Nr. 2 eingerieben werden.
Der Darm wird träger. Die **Verdauung** wird mit einer ballaststoffreichen Ernährung unterstützt. Kommt es trotzdem zu einer Verstopfung, helfen die Schüßler-Salze Nr. 7 Magnesium phosphoricum und Nr. 10 Natrium sulfuricum. Sie können sich beispielsweise eine „Heiße Sieben“ zubereiten und diese um 10 Tabletten Nr. 10 Natrium sulfuricum erweitern.

Manche Frauen stellen jetzt ein vermehrtes **Schwitzen** fest. Sie sollten die Schweißentwicklung auf keinem Fall mit einem aluminiumhaltigen Deo unterdrücken. Nr. 8 Natrium chloratum reguliert auf sanfte Weise die Schweißsekretion. Wenn der Schweiß unangenehm riecht, hilft zusätzlich Nr. 9 Natrium phosphoricum. Sie können zusätzlich einige Tabletten Nr. 9 Natrium phosphoricum in wenig Wasser lösen, ein Wattepad darin tränken und mehrmals am Tag unter den Achseln die Lösung auftupfen.

Die **Brustdrüsen** bilden schon Vormilch. Wenn die Brust spannt und zieht, reiben Sie sie mit der biochemischen Creme Nr. 4 morgens und abends ein.

Das Gewebe dehnt sich und es ist sinnvoll, das Bindegewebe für diese Beanspruchung zu stärken. Nutzen Sie die Kombination zur Bindegewebspflege (s. 1. Trimenon). Die Hauptmittel zur Verhütung von **Schwangerschaftsstreifen** sind Nr. 1 Calcium fluoratum und Nr. 11 Silicea. Beide Mittel gibt es als biochemische Lotionen in der Apotheke. Sie können die Lotionen miteinander in der Handfläche mischen und vor allen Dingen den Bauch und die Brüste morgens und abends eincremen.

Vielleicht stellen Sie jetzt eine vermehrte **Pigmentbildung** fest. Das verweist auf einen Bedarf an Nr. 6 Kalium sulfuricum. Sie können die biochemische Creme Nr. 6 äußerlich auf die entsprechenden Hautstellen auftragen. Da dieses Mittel auch ein wichtiges Ausscheidungsmittel ist, halte ich es für ratsam, die innere Anwendung in der Schwangerschaft fachkundig beraten zu lassen (Adressen s. www.institut-fuer-biochemie.de).

Der Hormonhaushalt beeinflusst auch den Flüssigkeitshaushalt und den gesamten Stoffwechsel. Kommt es zum **Jucken und Spannen der Haut** kann Nr. 8 Natrium chloratum innerlich und äußerlich angewendet werden. Akut können Sie die Beschwerde mit Nr. 7 Magnesium phosphoricum, eventuell als „Heiße Sieben“ entlasten.

Viele Frauen bekommen mit fortschreitender Schwangerschaft **Wassereinlagerungen (Ödeme)**, hauptsächlich in den Beinen. Hier hilft: zwischendurch mal die Beine hochlegen und mit einer Kombination der biochemischen Cremes Nr. 8 Natrium chloratum und Nr. 10 Natrium sulfuricum pflegen. Innerlich werden beide Schüßler-Salze mit 5-7 Tabletten am Tag prophylaktisch und akut alle 5 Minuten eine Tablette genommen.

Wadenkrämpfe sind für viele Schwangere ein nächtliches Problem. Hier hilft die Hautpflege mit den biochemischen Cremes Nr. 2 Calcium phosphoricum und Nr. 7 Magnesium phosphoricum. In akuten Situationen mehrfach täglich auftragen. Innerlich können 3 x täglich je 7 Tabletten Nr. 2 Calcium phosphoricum gelutscht werden.

Krampfadern (Varizen) und/ oder Hämorrhoiden sind eine häufige Beschwerde in der Schwangerschaft. In diesen Fällen kann eine Kombination der biochemischen Cremes Nr. 1 Calcium fluoratum, Nr. 4 Kalium chloratum, Nr. 9 Natrium phosphoricum und Nr. 11 Silicea angewendet werden. Wenn die Hämorrhoiden mit einem starken Juckreiz verbunden sind, bringt die biochemische Creme Nr. 8 Natrium chloratum Entlastung.

Schöne Beine und starke Venen mit Schüßler-Salzen!

Schüßler-Salz	**Funktion**	**Tabl./Tag**
Nr. 1 Calcium fluoratum (D 12)	Elastizität der Gewebe	7
Nr. 4 Kalium chloratum (D 6)	Fließfähigkeit des Blutes	7
Nr. 9 Natrium phosphoricum (D 6)	Abbau überschüssiger Säuren	7
Nr. 11 Silicea (D 12)	Bindegewebsmittel	3

Die Mischung sollte über den Tag verteilt genommen werden. Die Tabletten werden entweder gelutscht oder in Wasser aufgelöst genommen. Dabei die Lösung einen Moment im Mund halten. Äußerlich die biochemische Creme/ Lotion Nr. 1 oder die Kombination als Mischung der verschiedenen biochemischen Cremes zusätzlich äußerlich anwenden.

Sodbrennen entsteht zum einen durch den Druck der wachsenden Gebärmutter auf den Magen, was dazu führt, dass Magensäure in die Speiseröhre gelangen kann. Zum anderen bewirkt die zunehmende Progesteronbildung im Verlauf der Schwangerschaft, dass die Muskulatur erschlafft und der Magenpförtner nicht mehr voll funktionsfähig ist.
Eine Kombination der Schüßler-Salze Nr. 8 Natrium chloratum und Nr. 9 Natrium phosphoricum mit je 7-10 Tabletten kann hier hilfreich sein.
Das Herz-Kreislauf-System bringt Höchstleistungen. **Benommenheit oder Schwindel** können weiterhin auftreten. Nutzen Sie die Energie-Plus-Kur (s. 1. Trimenon), um frische Kraft und Energie zu schöpfen.
Die Energie-Plus-Kur unterstützt auch, wenn trotz der Vorfreude auf das Baby, gelegentliche **Ängstlichkeit und Zweifel** hochkommen. Wenn Sie besondere **Aufregungen** erleben, können Sie nach Bedarf in der akuten Situation auch auf das Erweiterungsmittel Nr. 14 Kalium bromatum zurückgreifen.
Nr. 3 Ferrum phosphoricum unterstützt die Aufnahme von Sauerstoff. Das entlastet bei **Kurzatmigkeit**, denn der Sauerstoffbedarf ist jetzt erhöht. Es ist auch das wichtige „Erste-Hilfe-Mittel", wenn es zu **Infektionen** kommt. In akuten Situationen wird (zusätzlich) bei den ersten Anzeichen einer Infektion, zum Beispiel einer Erkältung, alle fünf Minuten eine Tablette gelutscht, bis die Beschwerde nachlässt. Alternativ können auch jede halbe Stunde sechs Tabletten in Wasser gelöst aufgenommen werden, eventuell warmes, abgekochtes Wasser. Der Schluck wird immer einen Moment im Mund gehalten.

Entwicklung des Fetus

- alle Organe sind ausgebildet und nehmen an Größe zu
- das Gesicht formt sich
- die Geschlechtsteile bilden sich aus
- Fetus trinkt Fruchtwasser
- erste Strampelversuche

- Schilddrüse beginnt mit der Hormonproduktion
- Fetus beginnt zu hören
- über den gesamten Körper bildet sich ein feiner Haarflaum („Lanugo“)
- Haut überzieht sich mit „Käseschmiere“ (einer weißen Fettschicht) zum Schutz vor Fruchtwasser
- um die Augen wachsen Wimpern und Augenbrauen
- Fetus kann am Daumen lutschen
- der Geruchs- und Geschmackssinn entwickelt sich

⇨ Größe: 25 cm
⇨ Gewicht: 600-800 g

Praktische Tipps:

- monatliche Vorsorgeuntersuchungen
- bei Bedarf Termin für Fruchtwasseruntersuchung machen
- Blutzucker testen lassen
- auf Mundhygiene achten und evtl. zum Zahnarzt durch Anfälligkeit der Zähne für Karies
- Wahl des Geburtsortes
- Babyausstattung besorgen
- zum Geburtsvorbereitungskurs bzw. Säuglingspflegekurs anmelden

Ernährung

1. viel Wasser, Kräutertees und verdünnte Fruchtsäfte trinken
2. den Konsum von Kaffee, Cola, schwarzem Tee einschränken
3. auf Nikotin und Alkohol ganz verzichten
4. ballaststoffreiche Lebensmittel bevorzugen wie Obst, frisches Gemüse, Vollwertgetreide, Vollkornbrot, Trockenfrüchte
5. auf Süßigkeiten, Kuchen, Torten, Zucker möglichst verzichten
6. gesättigte Fettsäuren wie tierische Fette und in Fett gebackene Speisen meiden
7. Salate und Gemüse vor dem Verzehr sorgfältig waschen

8. Hände nach der Zubereitung von Speisen gründlich waschen
9. auf Verzehr von rohem Fleisch und roher Wurst, z.B. Tatar, Tee wurst oder Mett usw. verzichten (Infektionsgefahr: Toxoplasmose)
10. Fleisch immer gut durchgaren
11. auf rohen Fisch verzichten wie Sushi, Sashimi, graved Lachs
12. auf Verzehr von Rohmilchprodukten (weicher Käse mit rotem oder weißem Schimmel) und Softeis verzichten (Infektionsgefahr: Listeriose)
13. erhöhter Bedarf an Vitaminen und Mineralstoffen, insbesondere an Folsäure und Jod, sowie Kalzium und Eisen

Folsäure ist in Blattsalaten, Gemüse wie Brokkoli, Rosenkohl, Wirsing, Spargel und Vollkornprodukten enthalten. **Jod** ist in jodiertem Speisesalz, in Milchprodukten und Seefischen enthalten. Kalzium ist in Milch, Buttermilch, Rote Bete, Rosmarin, Spinat, Grünkohl und Linsen enthalten. **Magnesium** in Orangen, Bananen, Vollkorngetreide, Gemüse, Kartoffeln, Sojabohnen, Beerenobst, Geflügel und Fisch. **Eisen** ist enthalten in Fleisch und Wurst, Hülsenfrüchten, Ananas, Popcorn, Aprikosen, Zucchini, Spinat oder Mangold.

Bewegung

1. regelmäßig sanfte Sportarten wählen wie Nordic Walking, Aqua-Aerobic oder Schwimmen
2. täglicher Spaziergang von mindestens 20 Minuten
3. Muskeln und Gelenke zwecks Aufwärmung vor jeder sportlichen Betätigung gut dehnen
4. Gymnastik für den Rücken

Übung für den Beckenboden:

1. Legen Sie sich auf den Rücken und winkeln Sie die Beine mit den Knien über dem Brustkorb an. Halten Sie die Unterschenkel leicht gespreizt, Fußspitzen und Fersen berühren sich nicht. Führen Sie die Ellenbogen zwischen die Knie und drücken diese leicht auseinander.

2. Den Körper entspannen.
3. Den Beckenboden wieder anspannen. Nun umgekehrt mit den Knien Gegendruck auf die Ellenbogen ausüben. Dabei ruhig ein- und ausatmen, nicht den Atem anhalten.

Übung für den Rücken:

1. Knien Sie sich hin und stützen Sie sich mit den Händen in Schulterbreite am Boden ab (die Katze). Die Finger zeigen nach vorne, die Arme sind parallel zu den Oberschenkeln. Halten Sie die Wirbelsäule parallel zum Boden, den Hals gerade nach vorne gestreckt und atmen Sie ein.
2. Atmen Sie aus und wölben Sie den Rücken nach oben (Katzenbuckel). Der Kopf taucht nun zwischen die Schultern, bis das Kinn die Brust berührt. Gesäßmuskeln, Bauch und Beckenboden sind angespannt.
3. Nun kehren Sie in die Ausgangsstellung zurück und wiederholen die Bewegung. Die Lendenwirbelsäule nicht zu weit nach unten wölben.

Entspannung

1. regelmäßig Pausen einlegen
2. auf bequeme Kleidung achten
3. bewusst Zeiten einplanen, um Beine hochzulegen und auszuruhen
4. am Tag eine halbe Stunde entspannt auf die Seite legen

Setzen Sie sich aufrecht hin und sorgen Sie dafür, dass Ihr Rücken gerade ist. Atmen Sie tief in Ihren Bauch ein und aus. Legen Sie Ihre Hand auf den Bauch und spüren Sie, wie sich die Bauchdecke hebt und senkt. Werden Sie ruhig und achten Sie nur auf Ihren Atem. Beim Einatmen spüren Sie, wie sich Ihr Bauch mit Sauerstoff füllt. Beim Ausatmen weicht die ganze Luft aus ihrem Bauch heraus. Atmen Sie doppelt so lange ein wie aus. Zählen Sie beim Einatmen bis 4 und beim Ausatmen bis 8. Wiederholen Sie diese Übung mehrmals.

5. beim Liegen und Schlafen kleine Kissen unter den Bauch oder die Beine legen
6. täglich Atemübungen von 5 Minuten
7. Perfektionismus ablegen und sich in Gelassenheit üben

3. Trimenon (28.-40. Woche)

Entwicklung der Mutter

Das Kind wächst und der Platz in der Gebärmutter wird immer enger. In den letzten vier Schwangerschaftswochen wächst das Kind weiter und nimmt zu. Entsprechend ist dies auch die Zeit der größten Gewichtszunahme der Mutter. Manche Tätigkeit oder körperliche Bewegung wird jetzt beschwerlich oder sogar unmöglich. Im 9. Monat drehen sich die meisten Babys zum letzten Mal. Die Gebärmutter drückt nun die Organe wie Lunge, Magen oder das Zwerchfell zur Seite. Das kann zur Kurzatmigkeit oder Herzklopfen führen. Bei **Kurzatmigkeit** ist das Schüßler-Salz Nr. 3 Ferrum phosphoricum entlastend. Es stärkt auch den Stoffwechsel der Mutter und als Nebeneffekt das Immunsystem. Tritt **Herzklopfen** auf, sollte Nr. 2 Calcium phosphoricum ergänzt werden.
Viele Schwangere klagen in dieser Phase über Sodbrennen. Zur Entlastung des Magens können leicht verdauliche Gemüsesuppen beitragen. Zusätzlich werden je 10 Tabletten pro Tag Nr. 8 Natrium chloratum, Nr. 9 Natrium phosphoricum und Nr. 23 Natrium bicarbonicum empfohlen. Bei stärkeren Beschwerden kann die Dosierung nach Bedarf erhöht werden.
Ein wichtiges biochemisches Mittel in dieser Phase der Schwangerschaft ist Nr. 7 Magnesium phosphoricum. Als „Heiße Sieben" genommen, hilft es bei **Verstopfung** und **Verkrampfungen**. Es stärkt die Gebärmutter für die Geburt. Jetzt treten auch die ersten schmerzlosen Vorwehen auf und die Senkwehen schieben das Baby in das kleine Becken. Später wird sich durch stärkere und länger dauernde Wehen der Schleimpfropf im Gebärmutterhals lösen. Die regelmäßige Einnahme von täglich 10 Ta-

bletten Nr. 7 Magnesium phosphoricum unterstützt diese Vorgänge auf sanfte Weise und bereitet krampffreie Wehen für die Geburt vor. Gleichzeitig wird die Muskulatur entspannt. Wenn Sie unter Rückenschmerzen leiden, kann die „Heiße Sieben“ auch zweimal täglich zubereitet werden. Im Unterschied zu grobstofflichen Magnesiumpräparaten, die bei Überdosierung in den letzten Schwangerschaftswochen die Wehentätigkeit negativ beeinflussen können, ist bei den Schüßler-Salzen eine Überdosierung nicht möglich. Bislang wurde noch nie ein Fall berichtet, bei dem Nr. 7 Magnesium phoshoricum negative Folgen für den Geburtsvorgang hatte.
Sehr empfehlenswert ist die Kombination mit Nr. 2 Calcium phosphoricum. Die beiden Mineralstoffe werden allgemein auch als „Schlafmischung“ kombiniert. Ein Versuch lohnt sich, wenn **Schlaflosigkeit** durch Bewegungen des Kindes in der Nacht entsteht. Sollten Sie mehr als eine Nacht zu wenig Schlaf bekommen, nehmen Sie zusätzlich 7 Tabletten des Erweiterungsmittels Nr. 21 Zincum chloratum ein.
Wenn der Schlaf fehlt und die körperliche Belastung zu **Erschöpfung und Müdigkeit** führt, ist Nr. 5 Kalium phosphoricum akut alle 5 Minuten eine Tablette anzuwenden. Sie können auch die „Energie-Plus-Kur“ durchführen, die bereits ab dem ersten Trimenon sinnvoll ist. Das Nervensystem wird wohltuend gestärkt und einer möglicherweise zunehmenden Gereiztheit und Nervosität vorgebeugt.
Das werdende Kind drückt jetzt auf die Blase und viele Frauen verspüren einen häufigen **Harndrang**. Mit den Schüßler-Salzen Nr. 8 Natrium chloratum und Nr. 10 Natrium sulfuricum unterstützen Sie die Wasseraufnahme und -ausscheidung. Das hilft auch, wenn **Füße, Finger und das Gesicht anschwellen**.
Frauen, die an **Hämorrhoiden** leiden, verspüren in den letzten Wochen oft einen Juckreiz am After. Nutzen Sie die äußere Anwendung der Schüßler-Salze. Mischen Sie die biochemischen Cremes Nr. 1, Nr. 4, Nr. 8, Nr. 11 und cremen Sie sich damit äußerlich ein. Die Kombination kann auch gleichzeitig zur Dammpflege genutzt werden. Achten Sie dabei auf eine genaue Hygiene, um Infektionen zu vermeiden.

Nr. 8 Natrium chloratum in der Vorsorge

In der Spätschwangerschaft hat sich die Einnahme von Natrium chloratum als stabilisierend für Blutdruck und Gesamtkonstitution der werdenden Mutter bewährt. Gefürchtet sind Komplikationen der Spätschwangerschaft (Spätgestosen). Hier besonders die Präeklampsie oder auch Gestose, deren körperliche Hinweise Ödeme (Ansammlung wässriger Flüssigkeit in den Geweben), Proteinurie (Ausscheidung von Eiweiß über den Urin), Hypertonie (hoher Blutdruck) oder ggf. spezifische Krämpfe sind. Selbstverständlich muss die Schwangere sofort in ärztliche Behandlung. Die Versorgung der werdenden Mutter kann auch im akuten Fall mit Nr. 8 Natrium chloratum unterstützt werden. Auf keinen Fall sollten Sie bei Anzeichen auf eine Gestose Experimente durchführen, zum Beispiel mit Kochsalz, wie sie zuweilen im Internet angeraten werden. Halten Sie hierzu Rücksprache mit Ihrer Hebamme und Ihrer Frauenärztin/Ihrem Frauenarzt.

Entwicklung des Fetus

- nimmt deutlich an Gewicht zu
- wird größer
- trinkt Fruchtwasser und scheidet es auch wieder aus
- das „Lanugo"-Haar fällt aus
- die Augen öffnen sich
- alle Sinnesorgane sind funktionsfähig
- hat Schlaf- und Wachphasen, meistens gegensätzlich zu denen der Mutter
- erkennt die Stimmen der Eltern
- bewegt sich, strampelt und dreht sich hin- und her
- Lunge ist für die selbstständige Atmung ausgereift
- evtl. Drehung von der Steiß- in die Schädellage
- der Kopf senkt sich in das kleine Becken der Mutter

⇨ Größe: 50 cm
⇨ Gewicht: 3000-3500 g

Praktische Tipps:

- ab der 33. Woche alle zwei Wochen zur Vorsorgeuntersuchung
- Kontakt zur Hebamme für die Nachsorge aufnehmen
- die Kliniktasche packen
- wichtige Telefonnummern von Ärztin, Hebamme, Taxi, Krankenwagenzentrale, Kreißsaal der Klinik, ggf. Arbeitsstelle des Partners bei sich führen
- Kinderzimmer einrichten und Babyausstattung vervollständigen
- vom Arbeitgeber Verdienstbescheinigung einholen und damit Mutterschaftsgeld bei der Krankenkasse beantragen
- Mutterschutz beginnt (6 Wochen vor dem errechneten Geburtstermin und 8 Wochen nach der Geburt)

Inhalt der Kliniktasche: Still-BH, Stilleinlagen, Binden, Unterwäsche, Gymnastikhose, Pulli, Nachthemd oder Schlafanzug, Bademantel, Handtücher, Waschlappen, Shampoo, Haarbürste, Zahnbürste, Zahnpasta, Duschgel, Lippenpflegestift, Massageöl, evt. Ohrenstöpsel, Babysachen, Buch oder Zeitschriften, wichtige Papiere/Unterlagen

Ernährung

1. viel Wasser, Kräutertees oder verdünnte Fruchtsäfte trinken
2. den Konsum von Kaffee, Cola, schwarzem Tee einschränken
3. auf Nikotin und Alkohol ganz verzichten
4. durch erhöhten Eiweißbedarf auf tierisches Eiweiß (Fleisch, Fisch, Eier, Käse und Milchprodukte) und pflanzliches Eiweiß (Voll kornprodukte, Hülsenfrüchte und Kartoffeln) achten
5. auf vitaminreiche Ernährung achten, vor allem B-, C-, D-Vitamine, in Maßen auch Vitamin A
6. auf ungesättigte Fettsäuren achten (Nüsse, Keimöl, Fisch)
7. ausreichend Obst und Gemüse essen
8. ballaststoffreiche Lebensmittel bevorzugen wie Obst, frisches Gemüse, Vollwertgetreide, Vollkornbrot, Trockenfrüchte

9. auf Süßigkeiten, Kuchen, Torten, Zucker möglichst verzichten
10. gesättigte Fettsäuren wie tierische Fette und in Fett gebackene Speisen meiden
11. Salate und Gemüse vor dem Verzehr sorgfältig waschen
12. Hände nach der Zubereitung von Speisen gründlich waschen
13. auf Verzehr von rohem Fleisch und roher Wurst, z.B. Tatar, Tee wurst oder Mett usw. verzichten (Infektionsgefahr: Toxoplasmose)
14. Fleisch immer gut durchgaren
15. auf rohen Fisch verzichten wie Sushi, Sashimi, Lachs
16. auf Verzehr von Rohmilchprodukten (weicher Käse mit rotem oder weißem Schimmel) und Softeis verzichten (Infektionsgefahr: Listeriose)

Bewegung

1. täglich sanfte Gymnastikübungen von 10 Minuten
2. Spaziergänge von 20 Minuten
3. Schwimmen fördert die Atmung und entspannt
4. evtl. auch Geburtsvorbereitungskurs im Wasser

Übung für die Schultern:

Setzen Sie sich aufrecht auf einen Stuhl. Atmen Sie in Ruhe ein und aus. Lassen Sie dann mit jedem Atemzug Ihre Arme locker herabhängen. Heben Sie beide Schultern an und ziehen Sie sie möglichst weit hoch bis zu den Ohren. Ziehen Sie dann die Schultern hinten zusammen. Entspannen Sie wieder, indem Sie Schultern und Arme locker hängenlassen. Die Übung fünfmal wiederholen.

Entspannung

1. täglich bewusst entspannt ein- und ausatmen für 5 Minuten
2. öfter auf die linke Seite legen und ausruhen
3. Öl-Massage des Damms (Gewebe zwischen Scheide und After)

Bereiten Sie sich ihr eigenes Dammöl zu: 25 ml Weizenkeimöl, 3 Tropfen Rosenöl, 70 ml Johannisöl, 7 Tropfen Muskatellasalbeiöl und 5 ml Nachtkerzenöl. Ab der 32. Schwangerschaftswoche massieren Sie den äußeren Dammbereich zweimal täglich mit 6-10 Tropfen. Das macht den Dammbereich dehnbarer und beugt großen Dammschnitten vor.

Die Geburt

Jede Geburt ist wie der Mensch, der neu ins Leben kommt, einzigartig. Voller Freude erwarten die Eltern ihr Baby. Das unendliche Glück das Baby nach der Geburt zu spüren, zu sehen, wird unvergesslich sein für die Mutter und auch den Vater. Neben der medizinischen Begleitung ist es sinnvoll, sich vor der Geburt intensiv mit ihrem Ablauf und den Möglichkeiten der Unterstützung für Mutter und Kind gut zu informieren. Beim Einsetzen der Wehen sollte alles vorbereitet sein, da ab diesem Moment die volle Aufmerksamkeit auf dem weiteren Ablauf liegt.

Der Geburtsvorgang teilt sich in drei Phasen:

Die Eröffnungsphase
- Die Wehen bewirken die Öffnung des Muttermundes.
- Werden die Wehen stärker und kommen sie in kürzeren und regelmäßigen Abständen, wird es Zeit für die Klinik!

Die Austreibungsphase
- Die Wehen werden schmerzhafter und stärker, der Abstand zwischen den Wehen wird kürzer.
- Der Muttermund öffnet sich nun vollständig unter kräftiger Mitwirkung der Mutter durch Pressen.

- Der Kopf des Babys schiebt sich durch das Becken der Mutter und wird durch den Geburtskanal gepresst.
- Auf den Kopf des Babys folgt der restliche Körper mit der nächsten Wehe.
- Das Baby wird von der Mutter durch Trennen der Nabelschnur abgenabelt.

Die Nachgeburtsphase

- Durch eine Art Wehe wird nun auch die Plazenta abgestoßen.
- Die Hebamme kontrolliert, ob sie vollständig ist.
- Es entstehen noch weniger intensive, aber durchaus schmerzhafte Nachwehen, wenn sich die Gebärmutter wieder zusammenzieht.
- Wenn während der Geburt ein Dammriss entstanden ist, wird dieser vom Arzt genäht.

Geburtsvorbereitungstees (Veronika Siep)	
Zur Stärkung der Gebärmuttermuskulatur und zur Dehnungsfähigkeit des Gewebes	**Für ängstliche Frauen, die große Angst vor der Geburt haben**
• 10 g Frauenmantelkraut • 10 g Melissenblätter • 10 g Schafgarbenkraut • 10 g Johanniskrautblüten • 10 g Himbeerblätter • 10 g Orangenblüten	• 20 g Orangenblüten • 20 g Lavendelblüten • 10 g Mandarine • 10 g Geranie
Beide Tees werden etwa 4 Wochen vor dem errechneten Termin mit zweimal täglich 1 Tasse eingesetzt. Dazu 1-2 TL Kraut mit 150 ml Wasser überbrühen und nach 5-7 Minuten abseihen.	

Schüßler-Salze für eine sanfte Geburt

Die Vorbereitung auf die Geburt ist nun schon einige Monate erfolgt. Im Geburtsvorbereitungskurs werden wichtige Übungen, zum Beispiel die Atemtechnik, erlernt. Beim Einsetzen der Wehen und während der Geburtsphasen können Ihnen die Schüßler-Salze eine wertvolle Unterstützung bieten. Sie können die Schüßler-Salze innerlich und äußerlich anwenden. Zum Beispiel können je 20 Tabletten der gewählten Mittel in das Vorbereitungsbad gegeben werden.

Die wichtigsten Schüßler-Salze für die Geburtsphase sind:

- ⇨ **Nr. 7 Magnesium phosphoricum**:
  für einen reibungslosen Geburtsvorgang
- ⇨ **Nr. 2 Calcium phosphoricum, Nr. 5 Kalium phosphoricum**:
  Kraftstoff für starke Wehen, stärken Herz-Kreislauf- und Nervensystem, bei Wehenschwäche
- ⇨ **Nr. 3 Ferrum phosphoricum**:
  Durchhaltevermögen, bei körperlicher Überanstrengung, bei Schmerzen. Die notwendigen Schüßler-Salze können aufgelöst schluckweise nach Bedarf genommen werden. Hierzu werden je Mittel 10 Tabletten in 0,2 l Wasser gegeben. Ein Umrühren ist nicht notwendig. Es bildet sich ein weißer Bodensatz, der aus Milchzucker und Tablettierungsstoffen besteht. Dieser muss nicht (!) aufgenommen werden. Nach Bedarf wird ein neuer „Schüßler-Drink" zubereitet.

Erholung nach der Geburt:

- ⇨ **Nr. 2 Calcium phosphoricum**:
  Wiederaufbau
- ⇨ **Nr. 4 Kalium chloratum:**
  Drüsenmittel, Milchfluss, nach Operationen
- ⇨ **Nr. 5 Kalium phosphoricum**:
  Kraft und Regeneration

Geburtsschock, -verarbeitung:

⇨ **Nr. 4 Kalium chloratum**:
Gefühlsregulator, Drüsenmittel

⇨ **Nr. 5 Kalium phosphoricum**:
stärkt Herzmuskel und fördert so die Durchblutung aller lebenswichtigen Organe, stabilisiert das Nervensystem

⇨ **Nr.12 Calcium sulfuricum**:
löst den Schock, auch zu empfehlen für das Säuglingsbad nach der Geburt

Nachwehen:

⇨ **Nr. 7 Magnesium phosphoricum**:
entkrampft

⇨ **Nr. 2 Calcium phosphoricum**:
entspannt die übertonisierte Gebärmuttermuskulatur

Das Wochenbett

Entwicklung der Mutter

Als Wochenbett bezeichnet man die ersten sechs bis acht Wochen nach der Geburt. Sie gilt als Schonzeit für die Frau und das Baby. In früheren Zeiten wurden die Frau und ihre Familie in diesen Wochen von ihren Nachbarinnen mit Essen versorgt, damit sie sich ganz ihrer Erholung und dem Baby widmen konnte. Vielleicht kann Ihr Partner in dieser Zeit Urlaub nehmen oder Sie können sich Hilfe für den Alltag organisieren, um die notwendige Ruhe zu finden. Die Gebärmutter muss sich zurückbilden und die Wunde, die durch die Ablösung der Plazenta entstanden ist, braucht Zeit für die Heilung. Beim sogenannten **Wochenfluss** werden Blut, Schleim und Gewebeteile ausgestoßen ähnlich einer stark blutenden Periode. Der Wochenfluss hält ca. 4-6 Wochen an.
Der Körper muss sich auf die neue Hormonsituation einstellen. Die richtigen Schüßler-Salze für diese Phase sind Nr. 1 Calcium fluoratum für

die Elastizität der Gewebe und Nr. 7 Magnesium phosphoricum für das Nervensystem und zur Unterstützung der Gebärmutter, die sich zusammenziehen muss. In der ersten Zeit kommt täglich eine Hebamme für die Nachsorge.
Gleich nach der Geburt beginnt die Zeit der Rückbildung, die einige Wochen andauert. Es kommt zur Ausschwemmung der vermehrten **Wasseransammlungen** von etwa 5-10 l. Dieser Prozess kann durch die Einnahme von Nr. 10 Natrium sulfuricum wirkungsvoll unterstützt werden, da Natrium sulfuricum Wasser aus dem Körper ausleitet.
Die Gebärmutter verkleinert sich von ihrem Gewicht in der Schwangerschaft von etwa 1000 g auf 80 g. Zusätzlich zur wichtigen Rückbildungsgymnastik, die natürliche Rückbildungsprozesse positiv beeinflusst, ist die Einnahme von Nr. 1 Calcium fluoratum sinnvoll. Dieses Mittel reguliert die Fähigkeit der elastischen Gewebe, sich zu dehnen und wieder zusammenzuziehen. Erschlaffte Bänder, Sehnen und Hautgewebe werden gestrafft, die ursprüngliche Elastizität wird wiederhergestellt.
Der Säugling hat in der Regel noch keinen festen Schlafrhythmus und oft werden die Schlafintervalle nicht länger als zwei bis drei Stunden sein. Nr. 5 Kalium phosphoricum schenkt **Kraft**. Es ist allgemein bei Erschöpfung akut anzuwenden. Das **Schlafdefizit** beansprucht den Zinkhaushalt. Hier helfen 10 Tabletten Nr. 21 Zincum chloratum täglich.

Sehr bewährt ist die **„Kraftkur“**:

⇨ **Nr. 3 Ferrum phosphoricum D 12**:
für die Sauerstoffversorgung des Gehirns und den Stoffwechsel

⇨ **Nr. 5 Kalium phosphoricum D 6**:
stärkt die Leistungs- und Konzentrationsfähigkeit, Muskelkraft und Regeneration

⇨ **Nr. 8 Natrium chloratum D 6**:
Frische und Regeneration

Je 5-7 Tabletten entweder lutschen oder in 0,2 l Wasser auflösen, schluckweise trinken und den Schluck dabei einen Moment im Mund halten.

Die Mischung kann nach Bedarf jeden Morgen oder im Laufe des Tages genommen werden.
Wenn Sie sich überfordert fühlen, können Sie alternativ die aus der Schwangerschaft bereits bekannte „Energie-Plus-Kur" anwenden mit Nr. 2 Calcium phosphoricum, Nr. 5 Kalium phosphoricum und Nr. 7 Magnesium phosphoricum.
Jetzt schießt die Milch ein. Wenn die **Brüste** anschwellen oder hart, heiß und schmerzhaft sind, kann eine kühlende Breiauflage mit den Schüßler-Salzen Nr. 3 Ferrum phosphoricum, Nr. 4 Kalium chloratum, Nr. 12 Calcium sulfuricum die Beschwerden lindern.
Scheide und Damm sind eventuell geschwollen und wund. Wenn Sie Sitzbäder anwenden, geben Sie je 10 Tabletten Nr. 3 Ferrum phosphoricum und Nr. 4 Kalium chloratum in das Badewasser.
Der Körper muss nun den **Blutverlust** durch die Geburt ausgleichen. Nr. 2 Calcium phosphoricum unterstützt die Blutbildung. Das antlitzanalytische Zeichen dieses Mittels ist eine wächserne Gesichtsfarbe. Landläufig wird sie als „Blässe" beschrieben.
Der **Hormonhaushalt** steht jetzt vor einer großen Herausforderung. Das kann sich auch an der Stimmung bemerkbar machen. Etwa 50-80 % aller Mütter unterliegen zwischen dem 3. und 10. Tag nach der Geburt dem sogenannten „Baby-Blues", einer hormonell bedingten depressiven Verstimmung, die meist wenige Tage andauert.
Nach der Geburt kann die Einnahme von 10-15 Tabletten Nr. 5 Kalium phosphoricum D 6 depressiven Verstimmungen und Schwächezuständen vorbeugen und gleichzeitig die **Regeneration** der Mutter unterstützen. Der „Babyblues" wird mit den Mitteln Nr. 5 Kalium phosphoricum und Nr. 21 Zincum chloratum in akuter Dosierung (alle 5 Minuten eine Tablette) gemildert. (Cave: nicht länger als 1-3 Tage. Alles, was länger andauert, abklären lassen auf die Eventualität einer Wochenbettdepression).
Wenn die „Hormonachterbahn" zu extremen **Hitzewallungen** führt, kann akut eine Kombination der Schüßler-Salze Nr. 4 Kalium chloratum, Nr. 7 Magnesium phosphoricum und dem Erweiterungsmittel

Nr. 21 Zincum chloratum angewendet werden. Die Mittel werden im Wechsel alle 5 Minuten eine Tablette gelutscht.
Viele Frauen stellen nach ca. sechs bis acht Wochen fest, dass das **Haar** sich trocken anfühlt und vermehrt ausfällt. Das liegt an den Veränderungen im Hormonhaushalt des Körpers, der allmählich wieder auf den Zustand vor der Geburt umgestellt wird. Nehmen Sie die oben angeführte Kombination der Schüßler-Salze ein. Zusätzlich können Sie ein **biochemisches Haarwasser** mit den Schüßler-Salzen Nr. 4 Kalium chloratum, Nr. 8 Natrium chloratum, Nr. 11 Silicea sowie Nr. 21 Zincum chloratum täglich einmassieren. Nehmen Sie dafür je 3 Tabletten und lösen sie in 0,2 l Wasser auf. Holen Sie sich in der Apotheke eine Flasche mit Tropfaufsatz und geben die Lösung hinein. Verteilen Sie die Lösung auf der Kopfhaut und massieren Sie sie sanft ein. Es reicht, wenn Sie das Haarwasser mindestens 10 Minuten einwirken lassen. Eine längere Einwirkzeit, zum Beispiel über Nacht, ist möglich.

Entwicklung des Kindes

- es macht den ersten Atemzug
- kann bereits schmecken, riechen und hören
- beherrscht Saug-, Such- und Greifreflex
- erster Gesundheitscheck mit dem APGAR Test:
  - Atmung
  - Herzschlag
  - Aussehen (Hautfarbe)
  - Muskeltonus
  - Reflexe
- Bluntuntersuchungen (ph-Wert, Hämoglobin-Wert)
- nach drei Tagen Früherkennungsuntersuchung von Stoffwechselerkrankungen, inneren Organen, Sinnesorganen, Hörscreening
- Gewicht und Größe werden festgehalten
- evtl. lang gezogener oder verformter Kopf

- Füße sind noch bläulich
- rote Flecken auf der Haut
- lange Fingernägel
- Storchenbiss (rötlicher Fleck im Nacken oder auf den Augenlidern)
- Blutschwämme
- Kind bekommt Vitamin K, das wichtig ist für die Blutgerinnung

Neugeborenen-Gelbsucht

Durch den Zerfall von den vielen roten Blutkörperchen, die ein Baby hat, entsteht ein gelblicher Farbstoff, Bilirubin genannt, der von der Leber abgebaut wird. Diese ist aber beim Baby noch nicht ausgereift genug. Im Normalfall verschwindet der Zustand nach ein paar Tagen. Das richtige Schüßler-Salz ist Nr. 6 Kalium sulfuricum. Sie können das Baby mit der biochemischen Creme Nr. 6 an den Händen und Füßen zweimal täglich eincremen.

Bonding

Die erste intensive Phase zwischen Mutter und Kind und auch zwischen Vater und Kind nennt man Bonding. Durch den Körperkontakt zur Mutter, die Wärme, den Geruch und die Stimme erfährt das Kind Geborgenheit und Sicherheit. Für diese besondere Bindung sollten sich die Eltern Zeit und Ruhe nehmen. Beim Kind stabilisiert sich dadurch zusätzlich die Atmung und der Kreislauf.

Die Stillzeit

Entwicklung der Mutter

In der Stillzeit ist Ihr Energiebedarf deutlich erhöht (ca. 650 kcal = 2,7 MJ). Vor allen Dingen der Eiweißbedarf steigt auf 1,1 g pro Kilogramm Körpergewicht pro Tag an. Auch der Vitamin- und Mineralstoffbedarf ist vielfach erhöht. Eine vollwertige und abwechslungsreiche Ernährung mit viel Gemüse ist jetzt besonders wichtig, denn während der Stillzeit essen Sie für Ihr Kind mit. Alles, was Sie zu sich nehmen, beeinflusst die Mut-

Muttermilch ist gut verdaulich, enthält alle Nährstoffe, Vitamine und Mineralstoffe. Sie ist reich an Abwehrstoffen und schützt vor Allergien und Infektionen. Zudem fördert das Stillen die Ausschüttung wichtiger Hormone, die die Rückbildung der Gebärmutter fördern.

termilch. Wichtig ist auch, dass Sie mindestens zwei Liter Flüssigkeit am Tag zu sich nehmen, vorzugsweise mit stillem Mineralwasser. Schließlich werden ungefähr nach einem Monat etwa 750 ml Milch pro Tag gebildet. Die Milchbildung wird unterstützt mit Nr. 4 Kalium chloratum und zur Bildung der notwendigen Milchmenge mit Nr. 8 Natrium chloratum. Sollte die Milchmenge reduziert werden müssen, hilft Nr. 10 Natrium sulfuricum.

Milchbildungstee (Veronika Siep)

Achtung! Diesen Tee nicht in der Schwangerschaft trinken, sondern erst, wenn bemerkt wird, dass die Muttermilch nicht ausreicht!

- 40 g Dillsamen
- 40 g Fenchelsamen
- 20 g Bockshornkleesamen
- 20 g Geißrautenkraut
- 10 g echter Schwarzkümmel
- 10 g Lemmongras

1-2 TL Kraut mit 150 ml Wasser überbrühen. 10 Minuten ziehen lassen. Regelmäßig 4 Tassen am Tag trinken. Morgens, mittags, abends vor dem Zubettgehen.

Muttermilch verändert sich im Laufe der Zeit entsprechend der Bedürfnisse des Säuglings. In den ersten drei Tagen nach der Geburt bekommt das Neugeborene die Vormilch (= Kolostrum). Sie enthält sehr viele Abwehrstoffe und wird auch als eine Art „Schutzimpfung“ für das Neugeborene gewertet. Nach einer Übergangszeit von etwa zwei Wochen produziert die Brust reife Milch, die einen erhöhten Energiegehalt aufweist. Die Milch verändert sich auch innerhalb einer Stillmahlzeit: Zu Anfang bildet sich eine wässrig aussehende Milch, die den ersten Durst des Babys löscht. Dann folgt die Nachmilch, die einen höheren Fettgehalt hat und stärker sättigt. Sofern die Mutter sich gesund und vollwertig ernährt, enthält die Muttermilch das, was das Kind braucht. Lassen Sie sich allerdings in Bezug auf die Vitamin-D-Versorgung beim Arzt oder in der Apotheke beraten.

Hinweis:
Stillen ist eine große Chance für Mutter und Kind, aber nicht für jede Frau möglich. Es gibt Gründe, zum Beispiel gesundheitliche Einschränkungen, die das Stillen unmöglich machen oder auch dazu führen, dass das Stillen abgelehnt wird. In diesem Fall wird das Baby mit (teil-) adaptierter Säuglingsnahrung versorgt. Es gibt ein großes Angebot an muttermilchähnlicher Fertignahrung, die in ihrer Zusammensetzung der Empfehlung der Ernährungskommission der Deutschen Gesellschaft für Kinderheilkunde entsprechen. Es ist wichtig, dass die Mutter nicht psychisch in Stress gerät, sondern sich voll und ganz auf die neue Lebenssituation und das Baby einstellen kann. Wenn Sie Ihrem Kind die Flasche geben, sollten Sie genauso entspannt sein und es sich bequem machen wie beim Stillen. Nehmen Sie Nr. 7 Magnesium phosphoricum, um die Situation entspannt anzugehen und Nr. 12 Calcium sulfuricum, um die belastenden Gedanken zu verabschieden.

So helfen Schüßler-Salze bei Still-Problemen:

- ⇨ **Das Baby trinkt nicht**: Nr. 5 Kalium phosphoricum
- ⇨ **Hauteinrisse**: Nr. 1 Calcium fluoratum und Nr. 3 Ferrum phosphoricum, je 1 Tablette mit Speichel und Muttermilch mischen und auf der Haut trocknen lassen
- ⇨ **Die Milch fließt nicht**: Nr. 4 Kalium chloratum, Nr. 12 Calcium sulfuricum (innerlich und äußerlich)

⇨ **Milchstau**: generell Nr. 12 Calcium sulfuricum
- die Brust schmerzt an einer Stelle und ist rot, heiß und hart: Nr. 3 Ferrum phosphoricum, Nr. 4 Kalium chloratum, Nr. 9 Natrium phosphoricum, Nr. 12 Calcium sulfuricum (innerlich und äußerlich als Breiauflage)
- Kopfschmerzen: Nr. 8 Natrium chloratum
- Gliederschmerzen: Nr. 10 Natrium sulfuricum
- Fieber: Nr. 3 Ferrum phosphoricum

⇨ **Die Brustwarzen schmerzen**: äußerlich Nr. 1 Calcium fluoratum, Nr. 3 Ferrum phosphoricum

⇨ **Brustentzündung (Arzt!)**: Nr. 3 Ferrum phosphoricum, Nr. 4 Kalium chloratum, Nr. 9 Natrium phosphoricum, Nr. 12 Calcium sulfuricum (innerlich und äußerlich als Breiauflage)

⇨ **Blasenschwäche:** Nr. 1 Calcium fluoratum, Nr. 2 Calcium phosphoricum

Hinweise rund ums Stillen:
- Stilleinlagen: Feuchtigkeit, Schweiß und Hitze können die Haut um die Brustwarzen aufweichen. Krankheitserreger können so leichter eindringen. Durch Stilleinlagen können Sie die Haut trocken halten und sie saugen kleine Milchtröpfchen auf.
- Stillkissen sorgt für eine optimale Lage für das Kind
- Hygiene: Vor dem Stillen die Hände waschen. Vor dem Stillen und nach dem Stillen die Brustwarzen in kreisenden Bewegungen von innen nach außen mit destilliertem Wasser reinigen. Danach Brust gut abtrocknen. Mit einer Wundschutzcreme einreiben.
- Ruhe: Sorgen Sie für die nötige Ruhe und Entspannung, wenn Sie stillen.
- Baby: Der Kopf sollte höher liegen als der Körper, die Nase muss frei sein und der Mund soll die ganze Brustwarze bedecken.
- Abwechslung: das Kind zuerst an der rechten Brust, dann an der linken Brust trinken lassen
- Bäuerchen machen lassen: die Luft, die der Säugling mit der Milch ge-

schluckt hat, löst sich wieder aus dem Magen. Beste Positionen: Kind im Arm halten und an die Schulter lehnen, leichtes Klopfen auf den Rücken oder das Kind mit dem Bauch nach unten auf die Knie legen und Rücken und Gesäß sanft abklopfen.

Stillpositionen

Sitz-Position: Auf einen Stuhl setzen mit angelehntem Rücken. Kind vor sich auf ein Stillkissen betten und Bauch an Bauch quer vor sich hinlegen mit dem Kopf auf der Armbeuge. Kind an die Brust halten.
Liege-Position: Auf die Seite legen, Kopf und Schultern mit einem Kissen abstützen, einen Arm nach oben legen und das Kind an die unten liegende Brust legen. Auch das Kind mit einem Kissen im Rücken abstützen.
Fußball-Position: Das Baby mit den Füßen nach hinten unter den Arm klemmen und an die Brust legen.

Achtung: Für ein rückenschonendes Stillen immer das Baby zur Brustwarze hinführen, nicht die Brust zum Baby!

Praktische Tipps:

- Haushaltshilfe für die ersten Wochen organisieren
- Anspruch auf Hebamme wahrnehmen
- Zum Rückbildungskurs anmelden, ca. 6-8 Wochen nach der Geburt
- Termin vereinbaren zur gynäkologischen Untersuchung bei der Frauenärztin/ dem Frauenarzt (an Mutterpass denken!)
- Intensive Zeit mit dem Partner und dem Baby genießen

Ernährung

1. kein Nikotin und Alkohol
2. wenn Medikamenteneinnahme nötig, unbedingt mit Arzt absprechen!

3. auf eine ausgewogene und regelmäßige Ernährung achten
4. viel trinken:
   - Wasser, evtl. Saftschorlen und ungesüßte Früchtetees
   - Fenchel-, Anis- und Kümmeltee (wirken milchbildend)
   - fertig gemischte Stilltees
   - Salbei- und Pfefferminztee meiden (wirken milchbildungshemmend)
   - Schwarzen Tee meiden
5. auf übermäßigen Kaffeegenuss verzichten
6. keine Diät!
7. evtl. auf Zitrusfrüchte oder Tomaten verzichten, wenn es beim Kind zum wunden Po führt
8. evtl. auf scharf gewürzte Speisen verzichten, wenn es beim Kind zu nervöser Unruhe führt
9. evtl. auf Kohl, Zwiebeln verzichten, wenn es zu Blähungen beim Kind führt

Bewegung

1. Sanftes Training für Bauch- und Beckenmuskulatur
2. Erst nach fünf Monaten Fitnesstraining zum Muskelaufbau
3. Rückengymnastik

Rückbildungsgymnastik

Starten Sie mit leichten Lockerungsübungen, um warm zu werden. Legen Sie sich auf den Rücken und strecken Sie beim Ausatmen ein Bein gerade und mit angezogener Fußspitze nach oben. Umfassen Sie dabei mit den Händen die Kniekehle und ziehen Sie das Bein dicht an den Körper. Halten Sie diese Position einige Sekunden. Beim Ausatmen führen Sie das Bein langsam wieder nach unten. Achten Sie darauf, dass der Rücken dabei am Boden bleibt. Wechseln Sie die Seiten und wiederholen Sie die Übung. In jede Richtung 10-mal wiederholen.

Entspannung

1. die Haut des Bauches mit einem Öl einreiben: von oben nach unten streichen, sanft massieren und dann von links nach rechts und umgekehrt
2. tägliche Atemübungen von 5 Minuten
3. am Tag kleine Ruhe- und Stille-Phasen einbauen

Stillen geschieht immer nach dem Bedarf des Kindes. Es gibt also keine genauen Angaben, wann und in welchen Abständen das Kind gestillt werden soll. Grob gilt, dass das Kind zu Beginn häufig, aber möglichst nicht zu lange gestillt wird, damit die Brustwarzen langsam vorbereitet werden. Dann wird es alle zwei bis drei Stunden gestillt. Später stellt sich ein Rhythmus von vier Stunden ein. Beim Stillen darauf achten, dass man mit der Brust wieder anfängt, mit der man beim letzten Stillen aufgehört hat, da das Kind während der Stillmahlzeit die zweite Brust nie richtig leer saugt. So kommt es zu einer gleichmäßigen Milchproduktion beider Brüste.

Das Abstillen

- nach den ersten sechs Monaten des vollen Stillens, kann nach und nach eine der Mahlzeiten durch eine Breimahlzeit ersetzt werden
- am besten am Anfang einen einfachen Gemüsebrei zubereiten und wenn dieser dem Baby schmeckt, ruhig länger füttern
- später kann man zu Gemüse auch Kartoffeln und Fleisch zum Brei hinzugeben, damit kann man dann eine komplette Brustmahlzeit ersetzen
- wenn die Brust in der Zeit stark spannt, weil sie übervoll ist, hilft vorsichtiges Ausstreichen, kühlende Umschläge (mit Quark) und Salbei- bzw. Pfefferminztee

Tipp:

Wenn Sie abstillen, hilft Nr. 10 Natrium sulfuricum. Nehmen Sie 10 Tabletten am Tag und erhöhen Sie nach Bedarf auf akut alle 5 Minuten eine Tablette, um einen Milchstau zu vermeiden.

Gemüsebrei

500 g Gemüse wie Karotten, Kohlrabi, Zucchini, Rapsöl

Das Gemüse putzen und mit wenig Wasser zum Kochen bringen, bis es so weich ist, dass es sich mit einer Gabel zerdrücken lässt. Mit dem Pürierstab fein pürieren. Abkühlen lassen und mit etwas Rapsöl vermengen. Man kann den Brei portionsweise einfrieren.

Gemüse-Kartoffel-Fleisch-Brei

100 g Gemüse wie Karotten, Zucchini, Blumenkohl oder Kohlrabi
50 g Kartoffeln
30 g mageres Fleisch
1 EL Keimöl

Das Gemüse putzen, die Kartoffeln schälen. Das Fleisch klein schneiden, das Gemüse ebenfalls. Alles zusammen mit etwas Wasser garen, bis es weich ist. Die Mischung fein pürieren und das Öl unterrühren.

Teil IV: Schüßler-Salze für Säuglinge und Kleinkinder

Mit der Geburt ändern sich die Lebensbedingungen für den kindlichen Organismus grundlegend. Nie wieder wird der Körper eine solche **Umstellung** bewältigen müssen. Der kindliche Kreislauf wird vom Plazentakreislauf getrennt und muss selbst funktionieren. Viele Organe übernehmen erst jetzt ihre volle Funktion, zum Beispiel die Lungen und die Verdauungsorgane. Hinzu kommt, dass der Körper des Kindes sich von konstant 36 Grad im Mutterleib umstellen muss auf schwankende Außentemperaturen. Das Neugeborene kann den Wärmehaushalt noch nicht selbst gut regulieren. Überhitzung und Verkühlung sind gleichermaßen schädlich, deshalb ist es wichtig, dass das Baby den äußeren Verhältnissen entsprechend gekleidet wird.

Tipp:

Nach der Geburt können die Schüßler-Salze Nr. 5 Kalium phosphoricum für die Kraft und Nr. 12 Calcium sulfuricum zur Auflösung des Geburtsschocks mit je 5 Tabletten dem Säuglingsbad zugegeben werden.

Gleich nach der Geburt sind die meisten Babys mit einer cremigen, hellgelben Substanz bedeckt, die Vernix genannt wird. Sie hat die Haut des Babys im Fruchtwasser geschützt. Wenn das Baby „über der Zeit“ war, kann es sein, dass sich die **Haut trocken und rissig** anfühlt. Der Zustand normalisiert sich in der Regel ein bis zwei Wochen nach der Geburt. Zur Unterstützung können Sie das Baby mit der biochemischen Creme Nr. 1 eincremen.

Viele Babys werden mit rosafarbenen bis dunkelroten Flecken geboren, die sich in der Regel auf dem Nasenrücken, den Augenlidern und im Nacken befinden. Sie werden „**Storchenbisse**“ genannt und verblassen im Laufe der Zeit. Äußerlich können die Flecken mit einer Mischung der biochemischen Creme Nr. 1 und Nr. 4 mehrmals täglich eingerieben werden. Die gleiche Mischung ist auch angezeigt, wenn sich „**Blutschwämme**" bilden. Das sind zunächst winzige hellrote Punkte, die innerhalb der ersten sechs Monate rasch an Größe und Dicke zunehmen können. Es handelt sich um erweiterte Blutgefäße, die sich ganz zurückbilden können, ohne eine Narbe zu hinterlassen.

In manchen Fällen erscheint die Kopfform des Babys nach der Geburt etwas ungewöhnlich. Durch die Enge des Geburtskanals wird der Schädel verformt. Nach zwei bis drei Tagen wird der Kopf des Babys langsam eine rundliche oder ovale Form annehmen. Sollte am Hinterkopf Ihres Babys ein „**Geburtsgeschwulst**" verbleiben, können Sie dieses äußerlich mit den Schüßler-Salzen Nr. 4 Kalium chloratum und Nr. 12 Calcium sulfuricum behandeln.

Die Veränderung der Kopfform verläuft rasch, weil die **Fontanellen** noch nicht geschlossen sind. Die Fontanellen sind die „weichen Stellen" des Kopfes, an denen die Knochen des Schädels noch nicht zusammengewachsen sind. Die kleinere hintere Fontanelle schließt sich innerhalb von sechs bis acht Wochen nach der Geburt. Die größere vordere Fontanelle schließt sich hingegen langsam nach 10-18 Monaten. Der Kopf kann dennoch gewaschen werden, da eine starke Membran die weichen Stellen schützt. Nr. 1 Calcium fluoratum und Nr. 2 Calcium phosphoricum sind die richtigen Schüßler-Salze, wenn die Fontanellen sich zu schnell oder zu langsam schließen. Neben der inneren Anwendung können die beiden Schüßler-Salze auch äußerlich aufgetragen werden, sowohl als Lösung als auch in Form von Cremes.

Übrigens haben die meisten Babys zunächst nach der Geburt blaugraue Augen. Die Veränderung der Augenfarbe geschieht über Wochen, manchmal bis zu sechs Monaten.

Viele Babys haben am Anfang geschwollene Augen. Das bildet sich schnell zurück. Vielleicht **verkleben die Augen**. In einigen Fällen ist der Tränen-Nasen-Gang sehr eng, sodass die Tränenflüssigkeit nicht richtig abfließt. Manchmal verschließt noch ein Häutchen den Ausgang des

Tränenkanals. Kinder- bzw. Augenarzt können Ihnen zeigen, wie Sie mit sanfter Massage die Öffnung des Häutchens unterstützen können und beraten Sie, welche Hygienemaßnahmen beachtet werden sollen, damit keine (weiteren) Infektionen am Auge entstehen. Das notwendige Schüßler-Salz bei gelblichen Verklebungen ist Nr. 6 Kalium sulfuricum, bei weißlichen Ausscheidungen Nr. 4 Kalium chloratum.

Nach der Geburt wird die **Nabelschnur** abgeklemmt und abgetrennt. Ein kleiner Stumpf verbleibt, der dann schrumpft und nach sechs bis zehn Tagen von alleine abfällt. Die Hebamme wird Ihnen zeigen, wie Sie die Haut um den Nabel herum reinigen und trocknen können, um Infektionen zu vermeiden. Zur Abheilung fügen Sie dem Säuglingsbad fünf Tabletten Nr. 3 Ferrum phosphoricum hinzu.

Ungefähr am dritten Tag nach der Geburt entwickeln viele gesunde Babys eine gelbliche Verfärbung der Haut (**Neugeborenengelbsucht**). Sie entsteht, weil überflüssige rote Blutkörperchen abgebaut werden müssen. Das Baby muss jetzt mehr trinken. Der Verlauf wird ärztlich kontrolliert. Sie können das Baby mit der biochemischen Creme Nr. 6 einreiben und damit den Verlauf positiv unterstützen.

Das Baby entwickelt in den ersten Lebensmonaten seinen **Schlafrhythmus**. Nächte mit Unterbrechungen sind während der ersten Wochen, ja Monate, unvermeidlich. Neugeborene unterscheiden nicht zwischen Tag und Nacht. Manche sind sogar in der Nacht aktiver als am Tag, da sie durch die Bewegungen der Mutter während der Schwangerschaft tagsüber sanft in den Schlaf geschaukelt wurden.

Während der ersten Lebenswochen wird das Baby immer wieder wachen und schlafen. Es gibt Babys, die 17 Stunden am Tag schlafen, andere die einige Stunden weniger schlafen. Nach und nach werden die Schlafperioden in der Nacht länger, die Mahlzeiten am Tag werden ausgiebiger. Wenn das Baby keinen Tag-Nacht-Rhythmus entwickelt, geben Sie ihm Nr. 21 Zincum chloratum, das „Rhythmusmittel“. Auch die Mutter und der Vater sollten dieses Erweiterungsmittel nehmen, denn durchwachte Nächte erschöpfen und belasten den Zinkhaushalt sehr.

Eine große Belastung für Mutter, Kind und Vater stellen die sogenannten „**Dreimonatskoliken**" dar. Bei einer Kolik schreit das Baby schrill und durchdringend, oft mehrere Stunden lang. Wenn keine Ursache – mit dem Kinderarzt abklären! – gefunden werden kann, wird davon ausgegangen, dass das Baby unter den „Dreimonatskoliken" leidet. Das Baby ist angespannt, die Bauchdecke fühlt sich gespannt an. Ansonsten ist es gesund. Es ist bislang nicht klar, ob Luftblasen im Darm und damit verbundene Beschwerden das Schreien auslösen oder sich diese sogar durch das Schreien erst bilden. Beruhigende langsame rhythmische Bewegungen können helfen, das Baby zu beruhigen. Cremen Sie das Bäuchlein mit der biochemischen Creme Nr. 7 ein und verabreichen Sie das Mittel auch innerlich. Nehmen Sie auch selber eine „Heiße Sieben", denn das Schreien des Babys strengt und spannt an.

Bei Blähungen und Dreimonatskoliken haben sich auch Fenchel und Kümmel als nützliche Heilpflanzen bewährt. Das Baby kann vor jeder Mahlzeit einen Teelöffel mit ungesüßtem (nicht zu lange ziehen gelassenen) Fenchel-Kümmel-Tee trinken. Die Mutter kann ebenso täglich 1-2 Tassen davon trinken. Die Wirkstoffe werden dann über die Muttermilch an das Kind weitergegeben. Ideal ist ein gemeinsames Entspannungsbad mit Schafgarbe, das löst Krämpfe und lindert Blähungen. Für ein Vollbad 1 Tasse getrocknete Schafgarbe mit 1/2 Liter kochendem Wasser aufbrühen und 15 Minuten ziehen lassen, abseihen und dem Badewasser zufügen.

Wenn das Kind weint …

Das Neugeborene hat nur das Schreien oder Weinen als Kommunikationsmittel. Es kann sich noch nicht anders mitteilen. Es hat auch keineswegs den Plan, die Eltern zu ärgern oder womöglich zu manipulieren. Erziehungsratgeber, die dazu anleiten, das Baby in den ersten Lebensmonaten schreien zu lassen, um es nicht zu verwöhnen, gehören auf den Müll. In den ersten Wochen lernen Sie Ihr eigenes Kind erst kennen und wissen oft noch nicht,

warum es schreit. Hat es Hunger? Ist ihm kalt? Ist die Windel voll? Hat es Schmerzen? Fühlt es sich alleine? Ist es müde?
Jedes (gesunde) Baby weint im Durchschnitt während der ersten drei Monate bis zu zwei Stunden am Tag. Es ist sehr wichtig, wie Sie auf das Schreien reagieren. Vertrauen Sie Ihrem eigenen Gefühl. Studien konnten nachweisen, dass Kinder von Müttern, die schnell auf das Weinen reagieren, zufriedener sind. Das Baby braucht Fürsorge, körperliche Nähe und liebevolle Zuwendung. Manche Babys schreien einfach mehr. Studien weisen darauf hin, dass der Verlauf der Schwangerschaft, Medikamente oder auch eine schwere Geburt Ursache hierfür sein können. Schreien bedeutet Stress für das Baby. Es werden Stresshormone ausgeschüttet. Wenn diese dauerhaft in einer hohen Menge im Körper vorhanden sind, kann dies weitgehende Folgen für das Nervensystem und den Stoffwechsel haben. Stärken Sie sich und Ihr Baby mit den Schüßler-Salzen Nr. 2 Calcium phosphoricum und Nr. 7 Magnesium phosphoricum. Baden Sie das Baby auch darin. Cremen Sie es mit der biochemischen Lotion Nr. 7 am ganzen Körper ein. Wenn immer noch keine Ruhe eintritt, nehmen Sie zusätzlich für sich und das Baby das Erweiterungsmittel Nr. 14 Kalium bromatum in einer akuten Dosierung. Forschen Sie nach weiteren Ursachen und erweitern die Gabe um die notwendigen Schüßler-Salze. Sie können in dieser Situation sehr viel Unterstützung gebrauchen. Nehmen Sie die Hilfe von Großeltern und Freunden in Anspruch.

Sinnliche Entwicklung des Kindes vom Säugling bis 3 Jahre

Das erste Lebensjahr ist für Ihr Baby eine Zeit der rasanten Entwicklung und des schnellen Wachstums. So lernt Ihr Kind lächeln, sitzen, krabbeln, stehen, laufen, erste Worte zu sprechen und vieles mehr. Dieser Prozess wird in Stadien eingeteilt, der die Entwicklung aufzeigt. Sie verläuft zeitlich immer individuell unterschiedlich. Es kann sein, dass Ihr Kind mit 12 Monaten noch krabbelt, während das Nachbarkind bereits läuft. Trotzdem entwickeln sich beide Kinder normal. Der Zeitraum, in dem ein Kind eine Entwicklungsphase durchläuft, kann unterschiedlich sein, aber die Abfolge der Entwicklungsphasen ist immer dieselbe.

Säugling

Hören	Bewegen	Sehen	Sprechen
reagiert auf Stimmen und Geräusche	macht weiche Bewegungsabläufe, wirkt entspannt	sucht Blickkontakt und hält ihn	macht Geräusche und Laute
	wendet den Kopf zur Bezugsperson		brabbelt
	lächelt mit leicht geöffnetem Mund		gurrt
	schmiegt sich an		

6 Monate

Hören	Bewegen	Sehen	Sprechen
verfolgt Geräusche mit den Augen	berührt Spielzeug in Greifnähe mit der Hand	ahmt Gesicht der Eltern nach	lachen, gurren und quietschen laut
betrachtet seine Hände, führt sie zum Mund	steckt Schnuller in den Mund	reagiert auf Licht und sich bewegende Teile (Mobile)	wiederholt einfache Silben
	liegt es auf dem Bauch, stützt es sich ab und hebt den Kopf kontrolliert	lächelt zurück	
	Arme und Beine werden seitengleich und frei bewegt	sucht Blickkontakt zu Eltern	
	rollt auf die Seite		
	beginnt auf dem Bauch zu kriechen		
	dreht sich aus der Bauch- in die Rückenlage		

1 Jahr

Hören	Bewegen	Sehen	Sprechen
ahmt Geräusche nach	Zangen- oder Pinzettengriff: Spielzeug wird zwischen Daumen und Zeigefinger gehalten	erkennt vertraute Personen	es reiht gleiche Laute sinnfrei aneinander, „Mama“ und „Papa“
versteht: Komm zu mir!	kann greifen, aber loslassen fällt noch schwer (Festhalt-Reflex)	fremdelt bei nicht vertrauten Personen	reagiert auf den eigenen Namen
versteht: Mund auf!	steht auf	sieht rollendem Ball nach	reagiert auf „Nein“ oder „Gib Mama
	kann über eine Minute frei sitzen	sieht sich gern Bilderbücher an	spricht unverständlich mit vielen Vokalen und unregelmäßiger Betonung
	kriecht vor- und rückwärts		
	geht in die Knie und richtet sich auf		
	macht „winke, winke“ nach		

2 Jahre

Hören	Bewegen	Sehen	Sprechen
versteht die Bedeutung des Wortes "nein" , „teita“ oder „heia“	steht frei	zeigt die Körperteile, wenn man fragt	verwendet Vier-Wort-Sätze
kann auf Dinge zeigen, die man benennt	hüpft auf der Stelle	ordnet Dinge einander zu	benutzt den eigenen Namen

Hören	Bewegen	Sehen	Sprechen
gehorcht auf einfache Anweisungen	geht rückwärts	beobachtet Eltern bei Tätigkeiten wie Lesen, Malen oder Basteln	spricht in Ich-Form
	umsteuert beim Gehen Hindernisse	sieht anderen Kindern beim Spielen zu	benennt Personen, Dinge oder Tätigkeiten
	wirft einen Ball mit der Hand		kennt die Familienmitglieder mit Namen
	beginnt Kleidungsstücke selbständig aus- und anzuziehen		wiederholt, was man ihm vorsagt
	kann Löffel halten, trinkt aus der Tasse		
	bückt sich nach Spielzeug und hebt es auf		
	malt Bilder mit Strichen, Klecksen und Punkten		
	wäscht sich die Hände		

3 Jahre

Hören	Bewegen	Sehen	Sprechen
hört gerne Geschichten, die vorgelesen werden	fährt Dreirad	sortiert Löffel oder Spielzeug	Wortschatz wächst
hört auf Anweisungen wie „Gib mir den Löffel!“	wirft und schießt mit dem Ball	erkennt Orte wieder	lernt die Zahlen bis 5 oder mehr

Hören	Bewegen	Sehen	Sprechen
	kann rennen ohne hinzufallen	lernt Farben	fragt am liebsten „Warum?“
	steigt die Treppe hinauf und hinunter, hinauf abwechselnd einen Fuß auf eine Stufe, hinunter meist noch Aufsetzen beider Füße		sagt, was es will und was es braucht
	springt von einer Treppenstufe hinab		spricht mit Puppe, füttert sie

Anwendungen im Säuglings- und Kleinkindalter

Nachfolgend sind die richtigen Schüßler-Salze für ausgewählte wichtige Anwendungen im Säuglings- und Kleinkindalter angegeben. Folgen Sie den Anweisungen zur Dosierung und äußerlichen Anwendung in dem entsprechenden Kapitel. Allgemein ist für die innere Anwendung eine Tablette alle fünf Minuten auch bei Säuglingen und Kleinkindern empfehlenswert, um höchstmögliche Aussicht auf eine erfolgreiche Anwendung zu haben.

Abwehrkräfte (Stärkung)
Nr. 3 Ferrum phosphoricum: Immunsystem

Allergien (Heuschnupfen)
Nr. 2 Calcium phosphoricum: Immunsystem, Steuerung des Eiweißstoffwechsels
Nr. 4 Kalium chloratum: Drüsen, Bronchien
Nr. 8 Natrium chloratum: Schleimhäute, Augen, Entgiftung
Akut: Nr. 24 Arsenum jodatum: entlastet den Stoffwechsel, reduziert die Allergiebereitschaft

Appetitlosigkeit
Nr. 2 Calcium phosphoricum: Kraft
Nr. 3 Ferrum phosphoricum: Anregung des Stoffwechsels
Nr. 5 Kalium phosphoricum: Energie
Nr. 6 Kalium sulfuricum: Anregung der Verdauungssäfte

Blähungen
Nr. 2 Calcium phosphoricum: Entspannung
Nr. 7 Magnesium phosphoricum: Entkrampfung

Durchfall
Nr. 3 Ferrum phosphoricum: Erste Hilfe, Immunsystem
Nr. 5 Kalium phosphoricum: Stärkung und Energie

Nr. 8 Natrium chloratum: Flüssigkeitshaushalt
Nr. 10 Natrium sulfuricum: Ausscheidung belastender Stoffe

Erste Hilfe
Nr. 3 Ferrum phosphoricum: Blutungen, Schmerzen, Stoffwechsel

Impfungen (Vorbereitung und Nachsorge)
Nr. 2 Calcium phosphoricum: Stärkung, Fremdeiweiße
Nr. 3 Ferrum phosphoricum: Auseinandersetzung mit den Impfstoffen
Nr. 4 Kalium chloratum: Drüsen, Eiweißverarbeitung
Nr. 8 Natrium chloratum: Flüssigkeitshaushalt
Nr. 10 Natrium sulfuricum: Ausscheidung belastender Stoffe

Kinderkrankheiten (allgemein)
1. Stadium: Nr. 3 Ferrum phosphoricum: Auseinandersetzung mit der Krankheit
2. Stadium: Nr. 4 Kalium chloratum: wenn die Gefahr besteht, dass sich die Krankheit im Körper festsetzt; Krankheitsgifte entstehen
3. Stadium: Nr. 6 Kalium sulfuricum: wenn die Gefahr besteht, dass die Krankheit chronisch wird
Ergänzend: Nr. 10 Natrium sulfuricum: Ausscheidung

Milchschorf
Nr. 1 Calcium fluoratum: verhärtete, weiße Abschuppungen
Nr. 3 Ferrum phosphoricum: entzündliche Stellen auf der Kopfhaut
Nr. 6 Kalium sulfuricum: (gelbliche) Schuppen auf klebrigem Untergrund

Nabelbruch
Nr. 1 Calcium fluoratum: Aufbau der Haut, Flexibilität
Nr. 11 Silicea: Bindegewebe

Spucken
Nr. 8 Natrium chloratum: Magensäure, Flüssigkeitsmenge
Nr. 1 Calcium fluoratum: Magenpförtner - Schließfähigkeit

Schluckauf
Nr. 7 Magnesium phosphoricum: unwillkürliche Funktionen

Soor
Nr. 4 Kalium chloratum: Schleimhautmittel, 2. Stadium einer Entzündung

„Wunder Popo" - Windeldermatitis
Nr. 1 Calcium fluoratum: Aufbau der Haut, Widerstandsfähigkeit
Nr. 3 Ferrum phosphoricum: Rötung, Entzündung
Nr. 9 Natrium phosphoricum: Säureabbau

Verklebte Augen
Nr. 4 Kalium chloratum: Tränenflüssigkeit
Nr. 6 Kalium sulfuricum: 3. Stadium einer Entzündung, chronische Probleme, (Schleim-)hautmittel

Verstopfung
Nr. 7 Magnesium phosphoricum: Entkrampfung
Nr. 10 Natrium sulfuricum: Darmmittel

Vorhautverengung
Nr. 1 Calcium fluoratum: Elastizität

Wachstumsschmerzen
Nr. 1 Calcium fluoratum: Knochenhülle, Spannung
Nr. 2 Calcium phosphoricum: Knochensubstanz, Muskulatur

Zahnen
Nr. 1 Calcium fluoratum
Nr. 2 Calcium phosphoricum
Nr. 3 Ferrum phosphoricum: bei Schmerzen
Nr. 5 Kalium phosphoricum: bei Kraftlosigkeit
Nr. 7 Magnesium phosphoricum
Nr. 8 Natrium chloratum: bei Speichelfluss

Bei welchen Symptomen ist ein Arzt zu fragen?

Es können immer Situationen eintreten, die eine rasche und umgehende Hilfe für Ihr Kind erfordern. Grundsätzlich ist es sinnvoll, vor der Geburt einen Erste-Hilfe-Kurs für Kinder zu besuchen. Sie frischen dort nicht nur vorhandenes Wissen auf, sondern lernen auch spezielle Griffe kennen, die auf den Kinderkörper abgestimmt sind. Die Apotheke und Ihr Kinderarzt beraten Sie zudem gern, wie Ihre Hausapotheke zusammengestellt werden soll: Fieberthermometer, Verbandszeug usw. Legen Sie sich dort auch Notfallnummern bereit.
Es gibt Krankheitsanzeichen, die so rasch wie möglich einen Arzt erfordern. Einige sind so wichtig, dass sie umgehend ärztliche Hilfe brauchen. Dahinter ist ein Ausrufezeichen:

Allgemeine Krankheitszeichen:
- Fieber!
- Erbrechen!
- trockene Windel (Achtung. Flüssigkeitshaushalt nicht in Ordnung)!
- Durchfall!
- Kind zeigt kaum Reaktionen, apathisch!
- Schmerzen (Kind ist kläglich, unruhig, kein Appetit)!
- wassergefüllte Bläschen!
- ungewöhnlich langer Schlaf!
- kurzer, unruhiger Schlaf!
- geringe Nahrungsaufnahme über Tage!

- mehrmaliges Nasenbluten!
- auffällige Hautveränderungen!

Krankheitszeichen am Körper:
- Krampfanfälle!
- Blasswerden und Schwitzen!
- Lymphdrüsenschwellungen!

Krankheitszeichen am Kopf:
- beschleunigte Atmung!
- gestörte Atmung, Atemstillstand!
- Husten anfallsartig, länger als 20 Minuten, der über einen längeren Zeitraum auftritt!
- starke Erkältung, verstopfte Atemwege!
- Schwellung hinter dem Ohr!
- gedunsenes Aussehen!
- Verdickung der Mandeln!
- bläuliche Färbung der Lippen, oder Nägel, allgemein der Haut!
- widerlicher Mundgeruch!
- auffällig rote Zunge!
- Hin- und Herwerfen des Kopfes!
- Nackensteifigkeit!

Krankheitszeichen an Armen und Beinen:
- auffallende Ruhigstellung eines Armes oder Beines!
- Rötung, Schwellung oder fühlbare Erwärmung!

Krankheitszeichen bei den Ausscheidungen:
- mehrmaliger Durchfall!
- Stuhl ist grün, spritzend, stinkend!
- blutiger oder schwarzer Stuhl!
- Erbrochenes ist braun, geronnen!
- Blut im Erbrochenen!

- in den ersten Wochen schwallartiges Erbrechen, Kind nimmt nicht zu!
- Würmer im Stuhl!
- unregelmäßiger Stuhlgang!
- Blut im Urin!

Schüßler-Salze als Erste Hilfe

Im Haushalt, im Urlaub oder ausgerechnet am Wochenende, wenn kein Arzt zu erreichen ist, treten immer wieder Situationen auf, in denen plötzlich jemand erkrankt. Diese Situationen bedürfen zwar oftmals medizinischer Versorgung, können aber bis diese eintrifft oder erreicht wird, mit Sofortmaßnahmen unterstützt werden. Hier setzen die Schüßler-Salze an. Erste Hilfe mit Schüßler-Salzen bedeutet auch schnelle Hilfe, also eine Sofortversorgung, um Schäden abzuwenden oder zu verhindern, dass sich eine Situation verschlimmert.

Schüßler-Salze Nr. 1-12 in der Ersten Hilfe

Nr. 1 Calcium fluoratum
Risse der Haut, Schleudertrauma, Sehnen- und Bänderdehnungen, Sehnen- und Bänderüberlastungen, Verhärtungen, Zerrungen

Nr. 2 Calcium phosphoricum
Insektenstiche, Nasenbluten, Nackenschmerzen, Muskelkrämpfe, Verspannungen, Wachstumsschmerzen

Nr. 3 Ferrum phosphoricum
Blutungen, Prellungen, Quetschungen, Schmerzen: Klopfend, pochend, pulsierend, Entzündungen, Fieber (bis 38,8 Grad Celsius) Verletzungen, Schüttelfrost, Sonnenbrand, Wunden

Nr. 4 Kalium chloratum
Oberbauchbeschwerden, Völlegefühl, Schwellungen

Nr. 5 Kalium phosphoricum
Erschöpfung, hohes Fieber, Kollaps, Schock, Reiseübelkeit, Seitenstechen, Schwindel, Lähmungen, Übelkeit, Überanstrengung

Nr. 6 Kalium sulfuricum
Muskelkater, Völlegefühl

Nr. 7 Magnesium phosphoricum
Krämpfe, Koliken, Schmerzen: krampfartig, blitzartig, bohrend, stechend, Blähungen, Erbrechen, Schlafstörungen, Schluckauf, Seitenstechen

Nr. 8 Natrium chloratum
Blasen auf der Haut, Quaddeln, Fließschnupfen, Hitzestau, Insektenstiche, Schleimhautentzündung, Sonnenbrand, Sodbrennen, Verbrennungen

Nr. 9 Natrium phosphoricum
akute Übersäuerung, Magenschmerzen oder Magenkrämpfe infolge einer Übersäuerung, Sodbrennen, saures Erbrechen, saure Durchfälle, Windeldermatitis

Nr. 10 Natrium sulfuricum
Blähungen, Durchfälle, Erbrechen, Gliederschmerzen, Schüttelfrost, Juckreiz, Herpes, Bettnässen, Urticaria, Ödeme

Nr.11 Silicea
Überempfindlichkeit, Zuckungen

Nr. 12 Calcium sulfuricum
Schock

Grundsätzlich empfiehlt es sich, eine Schüßler-Hausapotheke anzulegen, um für mögliche Notfall-Situationen mit den Schüßler-Salzen versorgt zu sein.

Teil V: Ernährung in Schwangerschaft und Stillzeit

Prinzipiell gelten die Grundregeln einer gesunden vollwertigen Ernährung mit einem hohen Anteil an pflanzlichen Lebensmitteln insbesondere auch für die Schwangerschaft und Stillzeit. Schwangere brauchen grundsätzlich keine spezielle Ernährung. Eine Zusatzversorgung ist generell nur für spezifische Nährstoffe notwendig, um einzelne Nährstoffe wie Folsäure, Vitamin D, Jod oder Eisen ausreichend zuzuführen.

Eine vollwertige Ernährung liefert die lebensnotwendigen Nährstoffe in dem richtigen Verhältnis von Fetten, Eiweißen und Kohlenhydraten und ausreichende Mengen von Ballaststoffen und sekundären Pflanzenstoffen. Schwangere sollten auf einen regelmäßigen Verzehr von Gemüse, Obst, Vollkornprodukten, fettarmer Milch und fettarmen Milchprodukten, fettarmem Fleisch und (fettreichem) Meeresfisch achten. Ausgewogen sollte die Ernährung sein: Mit ihr kommen reichlich kalorienfreie/-arme Getränke und pflanzliche Lebensmittel auf den Tisch.

Tierische Lebensmittel werden mäßig verzehrt und sollten, Meeresfisch ausgenommen, fettarm sein. Fette mit hohem Anteil gesättigter Fettsäuren sowie Süßigkeiten und Snackprodukte gibt es sparsam. Bei einer gezielten Lebensmittelauswahl kann auch eine ovo-lacto-vegetarische Ernährung eine gute Nährstoffversorgung ermöglichen. Eine rein pflanzliche (vegane) Ernährung birgt dagegen ernsthafte gesundheitliche Risiken – vor allem für die Entwicklung des kindlichen Nervensystems.

Rohe tierische Lebensmittel können gefährliche Lebensmittelkeime übertragen. Diese Lebensmittel sollten Sie in der Schwangerschaft daher meiden: Sushi, rohe Eier, Weichkäse mit Rotkulturen, Rohmilchkäse, Salami, Mett, allg. rohes Fleisch, Räucherlachs, roher Schinken, abgepackte Fertigsalate.

In der Schwangerschaft und Stillzeit ist allerdings der Bedarf an einzelnen Nährstoffen beträchtlich erhöht (s. Tabelle im Anhang). Dieser Bedarf kann nicht immer durch eine vollwertige Ernährung gedeckt werden. Insbesondere junge Schwangere unter 19 Jahren und ältere Schwangere über 35 Jahren haben einen besonders hohen Bedarf. Eine Zufuhr über Nahrungsergänzungsmittel ist daher in vielen Fällen notwendig. Lassen Sie sich dazu von Ihrer Ärztin/ Ihrem Arzt und in der Apotheke beraten!
Es wird angeraten, dass der Mehrbedarf an Energie über die gesamte Schwangerschaft durchschnittlich über eine zusätzliche Zufuhr von 255 kcal/Tag gedeckt wird. Ein nennenswerter Mehrbedarf entsteht in der Regel erst ab dem 4. Schwangerschaftsmonat. Stillende sollen in den ersten vier Monaten nach der Geburt 635 kcal/Tag mehr zuführen.

Ernährung braucht Vielfalt und Ausgewogenheit zugleich!

Vor allem die richtige Zusammensetzung der Nahrung ist entscheidend: eine ausreichende Versorgung mit Vitaminen und Mineralstoffen verbunden mit dem richtigen Verhältnis an Grundnährstoffen (Kohlenhydrate, Eiweiße, Fette) kombiniert in einer vollwertigen Mahlzeit. Der Eiweiß- und Fettbedarf sollte in erster Linie über pflanzliche, nicht über tierische Produkte gedeckt werden.
Kohlenhydrate sollten beim gesunden Menschen mit 50 % an der Nahrung beteiligt sein. Langkettige Kohlenhydrate wie Kartoffeln, Vollkornprodukte, Gemüse, Salat sind empfehlenswert.
Fette sollten höchstens 35 % unserer Nahrung ausmachen. Man unterscheidet einfach und mehrfach ungesättigte Fettsäuren. Gesättigte Fettsäuren befinden sich hauptsächlich in tierischen Fetten, sind zudem in vielen Nahrungsmitteln (Schokolade, Plätzchen, Wurstwaren, Käse etc.) „versteckt". Im Übermaß verzehrt, schädigen sie den Körper. Dagegen sind die mehrfach ungesättigten Fettsäuren, die z.B. in großen Mengen in Fisch enthalten sind, wichtig zuzuführen. Hochwertige Öle können

mit der täglichen Nahrung zugeführt werden. Verwenden Sie unterschiedliche Öle (Leinöl, Olivenöl, Sojaöl, Distelöl, Rapsöl ...), um unterschiedliche ungesättigte Fettsäuren aufzunehmen.
Idealerweise sollte **Eiweiß** mit 15 % an unserer Nahrungszusammensetzung beteiligt sein. Vorzugsweise sollten Sie Ihren Eiweißbedarf mit Fisch, Geflügel, Milchprodukten, Hülsenfrüchten, Kartoffeln und Getreide decken. In der Schwangerschaft sollte keine Leber gegessen werden. Vollkornprodukte enthalten mehr Eiweiß als Fleisch!

Wichtiger Hinweis

Jeder Mensch muss unentbehrliche Aminosäuren zuführen, die zum Aufbau und für die Regeneration der Gewebe notwendig sind. Bei einer Mischkost erfolgt die Zufuhr über Ei, Milch, Fleisch und Fisch. Streng vegane Kost erfordert beim Erwachsenen eine gut durchdachte und sorgfältige Planung der Ernährung, um den Bedarf an unentbehrlichen Aminosäuren zu decken. Bei Kleinkindern ist das in der Regel gar nicht möglich.

⇨ Achten Sie auf eine abwechslungsreiche und gesunde Ernährung! Nutzen Sie möglichst biologisch zertifizierte und naturbelassene Nahrungsmittel. Essen Sie fünf Portionen Obst und Gemüse. Waschen Sie es vorher gründlich, um Keime und mögliche Erreger zu entfernen.

⇨ Nutzen Sie Vollkornprodukte. Sie versorgen Sie mit Zink und B-Vitaminen und liefern die Ballaststoffe für eine geregelte Verdauung.

⇨ Kauen Sie Ihr Essen gründlich! So werden die Speisen optimal für die Verdauung vorbereitet und das Sättigungsgefühl kann sich einstellen.

⇨ Trinken Sie ausreichend Wasser! Das ist wichtig für einen ausgeglichenen Flüssigkeitshaushalt. Vermeiden Sie Alkohol, Säfte, Saftschorlen.

Achtung: Hoher Bedarf in der Stillzeit
Die stillende Mutter braucht im Vergleich zu anderen Frauen in der Stillzeit ein Drittel mehr an Energie liefernder Nahrung und ca. 60 Prozent mehr an Mineralien und Vitaminen. Es ist daher besonders für Stillende wichtig, gehaltvolle Nahrungsmittel zu essen. Wichtig ist auch die Aufnahme von 2 Litern Flüssigkeit für die Milchbildung.

Der gestiegene Nährstoffbedarf in der Schwangerschaft

Mikronährstoff	Empfohlene Menge pro Tag	Wichtig für:	Lebensmittel/ Gute Quellen
Biotin (Vitamin H)	30-60 µg	Haare und Nägel, Aufbau von Fettsäuren und Kohlenhydraten	Haferflocken, Blumenkohl, Eier, Bierhefe, Spinat
Calcium	1000 mg (1200 mg für stillende Mütter und Schwangere unter 19 Jahren)	Knochen und Zähne, Nerven, Herz und Muskeln, Herzrhythmus, Blutgerinnung	Parmesan, Emmentaler, Joghurt, Broccoli, Grünkohl
Chrom	30-100 µg	Regulation des Blutzuckers, Eiweiß-Synthese und die Aufnahme in das sich entwickelnde Gewebe.	Weizenvollkorn, Champignons, Äpfel, Roggen, Hühnchenfleisch
Eisen	30 mg (stillende Mütter 20 mg)	Bildung der roten Blutkörperchen, Transport von Sauerstoff zu den Zellen, Versorgung der Muskeln mit Sauerstoff	Haferflocken, Frühlingszwiebeln, Rote Bete, Linsen

Mikronährstoff	Empfohlene Menge pro Tag	Wichtig für:	Lebensmittel/ Gute Quellen
Fluorid	600 µg	Rückenmarksflüssigkeit und um den Kanal für das zentrale Nervensystem zu schließen. Ausbildung der DNS, Gehirnfunktionen	Grünkohl, Apfel, Mineralwasser
Jod	230 µg (260 µg bei stillenden Müttern)	Stoffwechsel, Nerven	Fisch: Steinbutt, Schellfisch, Kabeljau
Kalium	2.000 mg	Muskelan- und -entspannung, Energiehaushalt, die Nervenfunktionen	Banane, Feldsalat, Kartoffeln, Aprikosen
Kupfer	1-1,5 mg	die Ausbildung des Herzens, des Skeletts, des Nervensystems und der Blutgefäße	Haselnuss, Feige
Magnesium	310-350 mg (390 mg für stillende Mütter)	starke Knochen und gute Zähne, reguliert unter anderem den Insulin- und Blutzuckerspiegel	Grünes Gemüse, grüner Salat, Braunhirse, Mais, Weizenkeime, Haferflocken
Mangan	2-5 mg	die Entwicklung der Knochen und des Pankreas, sowie die Verwertung von Fetten und Kohlenhydraten	Vollkorn, Haferflocken, Naturreis
Molybdän	50-100 µg	Stoffwechselenzyme im Körper	Weizenvollkorn, Spinat, grüne Bohnen, Rotkohl, Knoblauch, Erbsen, Zwiebel

Mikronährstoff	Empfohlene Menge pro Tag	Wichtig für:	Lebensmittel/ Gute Quellen
Niacin (Vitamin B 3)	15 mg (Schwangere ab 4. Monat) 17 mg (Stillende)	Eiweiß-, Fett- und Kohlenhydratstoffwechsel, zur Energiegewinnung; Regeneration von Haut, Muskeln und Nerven	Erbsen, Pfirsich, Rindfleisch, Huhn
Pantothensäure (Vitamin B 5)	6 mg	das Adrenalin, die Produktion von Antikörpern, das Wachstum und Bildung von Proteinen und Fetten	Ei, Avocado, Erdnüsse, Bierhefe
Phosphor	800 mg (900 mg für Stillende)	das Wachstum von Knochen und Zähnen, die Blutgerinnung, den Herzrhythmus.	Vollkorn, Bohnen, Knäckebrot, Parmesan
Selen	30-70 µg	Als Schutz der Zellmembranen vor Zerstörung durch freie Radikale	Hering, Makrele, Ei
Vitamin A (Retinol)	1,1 mg (1,5 mg für Stillende)	das Zellwachstum, die Entwicklung der Augen, gesunder Haut, Schleimhäute, Immunsystem, Knochenwachstum, Fettstoffwechsel und die Bildung von Blutkörpern	Butter, Käse, Fischöl
Vitamin B1 (Thiamin)	1,2 mg (1,5 mg für Stillende)	Umwandlung von Kohlenhydraten in Energie, die Entwicklung des Gehirns, das Wachstum von Herz und Nervensystem	Sonnenblumenkerne, Weizenkeime, Bierhefe

Mikronährstoff	Empfohlene Menge pro Tag	Wichtig für:	Lebensmittel/ Gute Quellen
Vitamin B2 (Riboflavin)	1,5 mg (1,6 mg für Stillende)	das Wachstum, gutes Sehen und gesunde Haut, die Knochen des Babys, seine Muskeln und die Nervenentwicklung	Spinat, Champignons, Vollkornreis
Vitamin B6 (Pyridoxin)	1,9 mg	den Stoffwechsel bei der Umsetzung von Eiweißen, Fett und Kohlenhydraten, die Bildung roter Blutkörperchen und der Entwicklung des Gehirns und des Nervensystems	Walnüsse, Linsen, Weizenkleie, Bierhefe
Vitamin B12 (Cobalamin)	3,5 µg (4 µg für Stillende)	Bildung der DNS und der Nervenzellen, für die Zellteilung und die Bildung roter Blutkörperchen und Knochenmarksbildung	Seelachs, Eier, Emmentaler
Vitamin C	110 mg (150 mg für stillende Mütter)	für das Bindegewebe und die Produktion des Strukturproteins Collagen, beim Wachstum und für Knochen und Zähne.	Aurola, Sanddornsaft, Paprika, Broccoli
Vitamin D	5 µg	Knochen und Zähne	Hering, Fischöl, Butter, Käse
Vitamin E (Tocopherol)	13 mg (Schwangere) 17 mg (Stillende)	Als Bestandteil jeder Zelle, das Immunsystem	Weizenkeimöl, Sonnenblumenöl, Olivenöl

Mikronährstoff	**Empfohlene Menge pro Tag**	**Wichtig für:**	**Lebensmittel/ Gute Quellen**
Vitamin K	60 µg	Herstellung bestimmter Eiweißverbindungen, die für die Blutbildung wichtig sind	Rosenkohl, Blumenkohl, Spinat
Zink	10 mg (aktuelle Studien empfehlen 15 mg)	die Organausbildung, das Skelett, die Nerven und den Kreislauf	Haferflocken, Kalbfleisch, Blumenkohl

Referenzwerte 2013, die von der Deutschen Gesellschaft für Ernährung, der Österreichischen Gesellschaft für Ernährung und der Schweizerischen Gesellschaft für Ernährungsforschung und der Schweizerischen Vereinigung für Ernährung gemeinsam herausgegeben wurden.

Teil VI: Anmerkungen

Tipps für den Vater

Jeder Mann, der Vater wird, braucht Zeit, um sich auf die neue Situation einzustellen. Vielleicht gehen auch Sie „schwanger" mit Gedanken, Sorgen und zwiespältigen Gefühlen. Das wichtigste Schüßler-Salz ist in dieser Situation Nr. 2 Calcium phosphoricum. Es unterstützt Sie, die neue Situation kraftvoll anzunehmen. Starten Sie am besten mit der „Energie-Plus-Kur", die über Nr. 2 Calcium phosphoricum hinaus auch die Schüßler-Salze Nr. 5 Kalium phosphoricum und Nr. 7 Magnesium phosphoricum umfasst.

Auseinandersetzung mit der Vaterschaft

- sich Zeit lassen mit der Annahme der Veränderungen, die nun auf Sie zukommen
- die Verantwortung für die Familie übernehmen
- die Angst vor den Erwartungen, die an Sie als Vater und Ehemann gestellt werden, annehmen und der Partnerin mitteilen
- Gefühle wie Stolz, Sorge, Hilflosigkeit annehmen
- mit Freunden über die neue Situation sprechen
- sich überlegen, wie Sie Ihre Bedürfnisse in Zukunft in das neue Leben mit Kind einbauen können
- sich verabschieden von Träumen, die jetzt hinten angestellt werden müssen, wie eine lange Reise oder der Sportwagen ohne Kindersitz
- sich über eine Beantragung der Elternzeit Gedanken machen und mit dem Partner besprechen
- sich überlegen, welche Aufgaben Sie übernehmen können, z.B. Renovierung des Kinderzimmers, Beschaffen der Möbel, des Kindersitzes, Behördengänge
- ggf. Urlaub einreichen für die Woche nach der Geburt
- sich Gedanken darüber machen, ob man die Geburt begleiten möchte

- sich über die verschiedenen Herausforderungen bei der Geburt bewusst sein: Hilflosigkeit, Angst und Schmerz
- auch Sie sollten eine Kliniktasche packen: Schüßler-Salze, Massageöl für Ihre Partnerin, Fotoapparat, Handy, bequeme Kleidung, T-Shirt zum Wechseln, evt. Tee in einer Thermoskanne

Umgang mit der Partnerin

- sie unterstützen bei Ernährung, Entspannung und Bewegung
- am Anfang auch ungesunde Essenswünsche erfüllen, nicht ständig den Ernährungsberater geben
- Bewegung der Partnerin fördern: gemeinsame Spaziergänge, mit ihr schwimmen gehen
- Entspannung durch gemeinsame Massagebesuche oder ihr abends die Füße massieren
- Rauchen und Alkoholgenuss aus Liebe zur Partnerin einstellen
- die wechselnden Gefühle der Partnerin aushalten und Verständnis zeigen
- der Partnerin Aufmerksamkeit entgegenbringen
- regelmäßige Gespräche mit der Partnerin führen
- die Partnerin fragen, wie Sie ihr zeigen können, dass sie sich auf Sie verlassen kann
- die Partnerin nach Erwartungen fragen und ihr die eigene Besorgnis und Angst mitteilen
- ihre unterschiedlichen Launen ertragen
- auf Körperkontakt mit der Partnerin achten: Streicheln, Kuscheln, Händchen halten
- zur Hebamme oder zu Arztuntersuchungen mitgehen
- mit ihr am Geburtsvorbereitungskurs teilnehmen
- sich über die Vorsorgeuntersuchungen oder Geburt erkundigen
- der Partnerin Raum und Zeit geben, selbst mit der Situation klar zu kommen
- ihr das Gefühl geben, alles wird gut
- die Partnerin so oft es geht zum Lachen bringen
- ihr öfter sagen, dass sie gut aussieht

- sie loben für den Mut, die Stärke, die Ordnung, die Disziplin …
- ihr Mut machen, wenn sie verzagt
- ihre Sorgen und Ängste ernst nehmen
- sich Besserwisserei verkneifen
- ein angemessenes Geschenk aussuchen und ihr nach der Geburt überreichen

Behördengänge

- ggf. Anerkennung der Vaterschaft (Geburtsurkunde)
- Geburt beim Standesamt melden (Personalausweis, Familienstammbuch oder Heiratsurkunde, ggf. eigene Geburtsurkunde)
- beim Standesamt 3 Geburtsurkunden abholen
- bei der Krankenversicherung Kind anmelden (Geburtsurkunde)
- beim Jugend- oder Sozialamt Elterngeld beantragen (Einkommensnachweis und Geburtsurkunde)
- Kindergeld beantragen (Geburtsurkunde)
- beim Finanzamt einen Vermerk auf die Lohnsteuerkarte machen lassen
- beim Standesamt ggf. gemeinsames Sorgerecht beantragen

Schwanger ab 35

Die Anzahl der Lebensjahre hat in dem persönlichen Risikoprofil für eine Schwangerschaft zwar einen gewissen Anteil, aber nicht jede, die 35 Jahre alt und schwanger ist, muss sich Sorgen über eine gefährliche Schwangerschaft machen. Wichtig ist, dass Sie eine positive Haltung einnehmen und sich während der Schwangerschaft gut versorgen. Stress schadet Ihnen und Ihrem Kind. Für Sie gelten dieselben Hinweise zur Einnahme der Schüßler-Salze wie für jede andere Schwangere auch. Beginnen Sie mit den Einnahmeempfehlungen des ersten Trimenons.

Wichtig für Schwangere über 35 ist es, regelmäßig an den Untersuchungen teilzunehmen und häufiger an Ultraschallkontrollen. Stellen Sie sich innerlich darauf ein, dass Sie immer wieder auf das „Altersrisiko“ hingewiesen werden und damit auf das Schreckensbild, dass zunehmend defekte Chromosomen beim Kind möglich sind. Fakt ist, dass das Risiko der Fehlgeburt bei einer 35-jährigen in der Schwangerschaft höher ist, als bei jüngeren Schwangeren. Das liegt daran, dass sich mit steigenden Lebensjahren die Anzahl an Chromosomenstörungen erhöht. Das Risiko minimiert sich jedoch entscheidend nach den ersten Monaten.

Bei Schwangeren ab 35 Jahre werden zudem häufiger zwei Erkrankungen festgestellt: Erhöhter Blutdruck und Diabetes. Beim erhöhten Blutdruck kommt es zu Wasseransammlungen besonders an Händen und im Gesicht und geschwollenen Füßen. Besondere Vorsicht ist geboten bei einem Krampfanfall, der sogenannten Eklampsie. Warnzeichen sind: Übelkeit, Flimmern vor den Augen, Kopfschmerzen, innere Unruhe, Bauchschmerzen und Schwindel (Arzt!). Lesen Sie hierzu auch die Hinweise zum dritten Trimenon durch.

Die erhöhten Blutzuckerwerte können durch die Veränderungen des Stoffwechsels entstehen. Dies kann zu schwangerschaftsbedingter Diabetes führen. Deswegen ist es wichtig, in der 24.-28. Schwangerschaftswoche einen Kurztest zum Blutzucker machen zu lassen, evtl. danach den oGTT-Test (Glukosetoleranz-Test). Hinweise für erhöhten Blutzucker sind: starker Durst, vermehrtes Wasserlassen, Pilzinfektion in der Scheide.

Deswegen ist es besonders wichtig für Schwangere über 35 auf eine gesunde Ernährung zu achten (s.a. die Hinweise zur Ernährung in diesem Buch): Essen Sie salzarm, trinken Sie viel, ernähren Sie sich viel durch gekochtes Gemüse und gekochtes Obst. Bei Schwangerschaftsdiabetes greifen Sie eher zu eiweißreichen Lebensmitteln wie Käse, Quark, Eier und etwas Fleisch und Fisch. Kohlenhydrate in nicht so hohen Mengen verzehren (Brot, Nudeln, Kartoffeln, Reis), sie können den Blutzuckerspiegel aus dem Gleichgewicht bringen.

Essen Sie fettarm, halten Sie beim Essen Maß und vor allem bewegen Sie sich genug!

Zudem ist es für 35-Jährige manchmal schwieriger, die Ansprüche an sich zu minimieren, Sie wollen eher alles perfekt machen und richtig. Hier ist es wichtig, sich in Gelassenheit und Ruhe zu üben. Befreien Sie sich vom inneren Druck, lassen Sie sich Zeit mit der neuen Situation und den vielen Anforderungen, die an Sie und Ihren Körper gestellt werden. Entspannen Sie sich regelmäßig und nehmen Sie Hilfe an, wenn nötig.

Geschwisterkinder

Der Einzug eines neuen Familienmitglieds bringt Veränderungen mit sich, mit denen jeder in der Familie anders umgeht. Besonders wenn Sie schon Kinder haben, die ca. 2 Jahre älter sind, kann es zu Eifersucht und Rivalität kommen. Es kann auch bei dem älteren Kind zu einem Rückfall ins Babyverhalten kommen wie Bettnässen, nuckeln wollen oder Babysprache verwenden.
Eifersucht entsteht, weil das Kind bis jetzt das einzige war und noch gar nicht bereit ist, die Aufmerksamkeit der Eltern von nun an zu teilen! Also sind eifersüchtige Regungen völlig normal. Die Kinder fühlen sich plötzlich zurückgesetzt, weil das neue Baby viel mehr Aufmerksamkeit bekommt. Sie fühlen sich überfordert mit dem Wunsch der Eltern, dass sie dieses neue Wesen nun auch noch lieb haben sollen.

Es gibt aber einige Punkte, die es einem Geschwisterkind erleichtern, mit dem Baby angemessen umzugehen:

- Bereiten Sie das Geschwisterkind auf die Ankunft des neuen Kindes vor. Sprechen Sie mit Ihrem Kind darüber, dass es nun bald ein Geschwisterchen bekommt. Kündigen Sie das Kind nicht als Spielkamerad an, sonst ist die Enttäuschung groß, wenn es mit dem Baby noch gar nicht spielen darf, so wie es ihm gefallen würde!
- Bereiten Sie Ihr Kind auf die Trennung von Ihnen während der Geburt vor. Es muss sicher sein, dass Sie wiederkommen und es muss in der Zeit der Trennung von Vertrauenspersonen betreut sein. Es braucht in der ersten Zeit mit dem Baby ganz viel Zuneigung und Bestätigung!
- Machen Sie sich immer wieder bewusst, wie abhängig auch das ältere Kind noch von Ihnen ist und wie viel Zuneigung es braucht. Nehmen

Sie es öfter in den Arm und gucken Sie Bilder an, wo es selbst ein Baby war und erzählen Sie davon, wie sehr es selbst damals Ihre Fürsorge gebraucht hat! Und vor allem lassen Sie das Kind teilhaben an dem Geschehen in der Familie. Geben Sie ihm das Gefühl, dazuzugehören.

- Übertragen Sie dem Kind kleine Aufgaben wie Helfen beim Wickeln oder Baden. Lassen Sie es mithelfen bei der Auswahl der Tapeten, der Möbel, der Kleidung oder der Namenssuche. Und zeigen Sie nach getaner Arbeit, wie stolz Sie auf es sind. Beziehen Sie hier auch besonders Ihren Partner mit ein, der sich nun vermehrt um das Geschwisterkind kümmern sollte.
- Zwingen Sie das Geschwisterkind nicht dazu, seine Spielsachen wie selbstverständlich mit dem Baby zu teilen, warten Sie ab, bis es selbst dazu bereit ist oder akzeptieren Sie, dass es nicht dazu bereit ist. Nehmen Sie nicht nur das Kleine in Schutz.

Teil VII: Anhang

Häufige Fragen zur Schwangerschaft und Stillzeit Antworten von der Hebamme Veronika Siep

Hebammenpraxis Guter Hoffnung, Bretzfeld

Was lernt man bei einem Vorbereitungskurs bei einer Hebamme und ist der Kurs Pflicht?

Nein, eine Pflicht zur Geburtsvorbereitung gibt es nicht. Aber sehr zu empfehlen ist er trotzdem, besonders wenn es die erste Schwangerschaft ist. Die Hebammen vermitteln in ihren Kursen kompetentes Wissen über die körperlichen Veränderungen, normale Begleiterscheinungen, die richtige Körperhaltung, Entspannungs- und Atemtechniken, Gebärhaltungen, Geburtsvorgang, das Stillen, den Umgang mit Medikamenten, die richtige Ernährung und das Wochenbett. Diese Kurse beinhalten auch Gymnastikübungen für den Beckenboden und Rücken. In meinen Kursen z.B. ist es üblich, dass auch der Partner für 4 Stunden teilnimmt, in denen er Massagetechniken usw. erlernen kann.

Wird die Hebamme von der Krankenkasse bezahlt? Wie lange?

Mit wenigen Ausnahmen übernehmen die Krankenkassen die Hebammenleistungen, die direkt von den Hebammen abgerechnet werden. Privat versicherte Frauen erhalten (wie beim Arzt) von mir eine Rechnung, die sie dann bei ihrer Kasse einreichen.

Die Leistungen der Kassen beinhalten in der Regel:
- Von Beginn der Schwangerschaft bis zum Abstillen
- Vorsorgeuntersuchungen
- Beratungen
- Hilfe bei Beschwerden
- Geburtsvorbereitungskurs
- Geburt
- Wochenbettbegleitung
- Stillberatung
- Rückbildungsgymnastik

Manche Kassen übernehmen auch die Partnergebühr und Rufbereitschaft.

Meine Frau ist in der achten Woche schwanger. Sie ist absolut antriebslos und permanent unglücklich mit sich selbst. In einem Moment ist ihr kalt. Dann drehe ich die Heizung auf. Dann ist ihr wieder tierisch warm. Außerdem ist ihr immer mal wieder schlecht und sie hat einen empfindlichen Geruchssinn.
– Was kann ich ihr Gutes tun, damit es ihr besser geht?
– Wie kann ich ihr wieder Freude am Leben vermitteln?

Ihre Frau befindet sich im Moment in der Anpassungsphase der Schwangerschaft, d.h. bedingt durch die vermehrte Funktion der Organe, versuchen sich diese anzupassen und rufen vorübergehende Fehlfunktionen hervor. Dadurch ist das Wohlbefinden Ihrer Frau eingeschränkt. Dies ist vorübergehend und wird etwa in 4 Wochen ein Ende haben. In der Zwischenzeit versuchen Sie Verständnis aufzubringen. Lenken Sie Ihre Frau mit Dingen ab, die Sie gerne macht, gehen Sie mit ihr spazieren und sprechen Sie mir ihr über schöne Dinge oder gehen Sie mit ihr Babybedarf einkaufen. Gut wäre, wenn Sie die „Energie-Plus-Kur“ der Schüßler-Salze-Nr. 2, 5, 7 nehmen würde. Auch Ihnen selbst kann ich das empfehlen, denn auch Sie durchleben eine anstrengende Zeit.

Ich bin in der 25. Woche und habe bereits 23 Kilo zugenommen. Eine Schwangerschaftsdiabetes wurde ausgeschlossen. Ich ernähre mich sehr gesund. Vor der Schwangerschaft habe ich geraucht, kann es damit zusammenhängen? Was soll ich tun?

Es kann schon sein, dass das Aufhören des Rauchens eine Gewichtszunahme zur Folge hat, aber in der Regel nicht so viel. Ihre Gewichtszunahme ist fast doppelt so hoch wie für die gesamte Schwangerschaft empfohlen wird. Sie sollten sich mit Ihrem Arzt oder Ihrer Hebamme absprechen.

Kann Geschlechtsverkehr vor der 16. Schwangerschaftswoche zur Fehlgeburt führen?

Ein klares Nein. Von Geschlechtsverkehr rate ich nur ab bei Frühgeburtsbestrebungen, wenn Wehen aufgetreten sind oder der Muttermund geöffnet ist.

Ich hatte in der Schwangerschaft mit meiner Tochter (7 Monate alt) eine Symphysenlockerung. Ich weiß nicht mehr genau, wann es anfing, aber definitiv nicht ganz am Anfang. Jetzt bin ich in der 7. SSW schwanger und es fängt schon wieder an. Es schmerzt beim Aufstehen oder wenn ich mich "falsch" bewege. Ist das normal, dass diese Lockerung so früh anfängt?
Was kann ich machen (lassen)?

In Ihrem Fall ist das gut möglich, da sie zwei kurz aufeinander folgende Schwangerschaften hatten. Es ist nötig, dass Sie Ihren Frauenarzt darüber informieren. Dieser kann Ihnen ein Stützmieder oder einen Symphysengurt verordnen, den in Ihrem Fall die Krankenkasse übernehmen wird. Zudem ist viel Schonung und Entlastung gefordert. Beim Liegen auf der Seite das obere Bein in Hüfthöhe auf einem Polster (oder Stillkissen) lagern. Beim Stehen immer auf beiden Beinen stehen. Außerdem sollten Sie akut 20 Tabletten Nr. 1 Calcium fluoratum täglich lutschen und den gesamten Unterleibsbereich mit der biochemischen Creme Nr. 1 eincremen.

Ich habe starke Rückenschmerzen im Kreuzbereich. Wie wird es besser?

1. Immer auf zwei Füßen stehen.
2. Das Becken nach vorne kippen, das entlastet den unteren Kreuzbereich.
3. Beim Bücken immer in die Hocke gehen.
4. Beim Aufstehen aus dem Bett immer erst zur Seite drehen, die Beine anwinkeln und dann den Oberkörper mithilfe des Armes und der Hand anheben und so zum Sitzen kommen. Erst dann aus dem Bett steigen.
5. Lasten in der Schwangerschaft immer von der Seite aus der Hocke hochheben, jedoch nie über 5 kg.
6. Die „Heiße Sieben“ mit 10 Tabletten vom Schüßler-Salz Nr. 7 Magnesium phosphoricum zubereiten und langsam schluckweise trinken. Täglich drei Tabletten Nr. 11 Silicea nehmen und auch den Rücken mit der Bindegewebspflege (Kombination der Nummern 1, 4, 8,11) einreiben.

Meine Finger bizzeln und meine Handgelenke schmerzen, ist das normal?

In der Schwangerschaft haben Sie im ganzen Körper durch vermehrte Wassereinlagerungen – die ganz normal sind – ein aufgelockertes Gewebe. Dies führt dazu, dass Nerven eingeklemmt sind und dann Schmerzen oder Kribbeln verursachen. Machen Sie sich in der Nacht einen Handgelenk-Verband und stellen Sie das Gelenk so ruhig. Morgens wird der Verband entfernt – und meist tritt am Tag dann eine Linderung der Schmerzen ein. Zusätzlich hilft das Schüßler-Salz Nr. 10 Natrium sulfuricum die Wassereinlagerungen zu mindern. Neben der inneren Anwendung kann die biochemische Creme Nr. 10 wie eine Handcreme mehrmals täglich äußerlich eingerieben werden.

Ich bin in der 16. Woche und habe seit 8 Wochen immer wieder Albträume. Ich wache dann schreiend auf und kann mich aber nicht mehr erinnern, was genau war. Ich bin richtig erschöpft dadurch. Was soll ich tun?

Ich würde raten, am Abend vor dem Zubettgehen eine Tasse Rosenblütentee oder Lavendelblütentee zu trinken. Wobei Lavendel nur Anwendung findet, wenn der Blutdruck normal und nicht zu niedrig ist. Nutzen Sie auch die „Schlafmischung" der Schüßler-Salze: Nr. 2 Calcium phosphoricum und Nr. 7 Magnesium phosphoricum.

Wenn die Fruchtblase springt und das Fruchtwasser abgeht, wird die Geburt dann schlimmer, weil es trocken ist?

Nein, das Fruchtwasser wird bis zu der Geburt immer wieder gebildet. Eine trockene Geburt gibt es nicht.

Mein Mann hat während meiner Schwangerschaft schon 8 kg zugenommen. Er ist nicht schwanger – weshalb nimmt er so zu?

Doch, „Mann ist auch schwanger", das hängt mit den Essgewohnheiten zusammen. Ihr Mann wird wahrscheinlich mit Ihnen gut essen und mit Ihnen mehr Ruhe einhalten als vorher, aber der Körper Ihres Mannes hat keine vermehrte Organfunktionen, deshalb nimmt er an Gewicht zu. Übrigens: Im Durchschnitt nimmt der Partner in der Schwangerschaft der Frau 8 kg zu. Wenn er offen dafür ist, Schüßler-Salze einzunehmen, würde ich ihm die „Energie-Plus-Kur" der Schüßler-Salze-Nr. 2, 5, 7 empfehlen.

Sollte jede Frau stillen oder gibt es Fälle, wo davon abzuraten ist?

Im Grunde kann jede Frau stillen. Es gibt nur sehr, sehr wenige Ausnahmen, wenn davon abzuraten ist. Bei großen Brustimplantaten kann evtl. davon abgeraten werden. Bei schwereren Infektionskrankheiten der Mutter mit gesundem Kind ist ebenfalls abzuraten.

Wie lange sollte man stillen und ab wann darf ich dazufüttern?

Zufüttern ist dann notwendig, wenn alle Versuche, die Muttermilchbildung anzuregen, keinen Erfolg hatten. Dann unbedingt darauf achten, eine gute Anfangsnahrung (mit dem Zusatz: Pre) zu kaufen. Das volle Stillen wird von mir so lange empfohlen, bis das Kind bewusst greift und dies über einige Tage macht. Der Zeitpunkt ist von der Entwicklung des Kindes abhängig und nicht pauschal festzulegen. Er liegt aber etwas zwischen Ende des vierten und Ende des fünften Monats. Dann kann langsam mit Beikost begonnen werden, denn dann erst ist der Magen-Darm-Trakt in der Lage, feste Kost richtig zu verwerten.

Ich habe beim Stillen noch Probleme beim Anlegen und Ablösen des Babys von der Brust. Haben Sie einen Rat?

Beim Anlegen muss darauf geachtet werden, dass das Kind den Mund weit geöffnet und die Zunge unten hat. Das erreichen Sie, indem Sie Ihr Kind (mit der Brustwarze) an der Unterlippe kitzeln. Hat das Kind nun den Mund weit geöffnet, legen Sie es rasch an, ich sage immer: Schmeißen Sie es an die Brust! Das Kind hat nun nicht nur die Brustwarze im Mund, sondern auch Teile des Warzenvorhofes, das ist sehr wichtig für Ihre Brustwarzen, denn die leiden sonst und werden schrundig und wund. Es zeigt die Oberlippe des Kindes nach oben, die Unterlippe nach unten, wenn richtig angelegt wurde. Normalerweise lassen gesättigte Kinder die Brust von selbst los, ansonsten nehmen Sie Ihren kleinen Finger und stecken ihn vorsichtig in den Mundwinkel des Kindes, dann wird es loslassen. Achten Sie bitte auf Ihre Sauberkeit der Hände und halten Sie Ihre Nägel nicht zu lang, wenn Sie das Kind so lösen. Pilzgefahr!

Meine Brustwarzen sind blutig. Kann ich weiter stillen?

Sie können weiter stillen. Die Brustwarzen müssen behandelt werden. Sie können 1 TL Schüßler-Salz-Pulver Nr. 3 Ferrum phosphoricum auf die Stilleinlage geben, die besser aus Wolle oder Seide besteht als aus Einwegmaterial. Wenn sich eine Besserung zeigt, weiter behandeln mit Heilwolle und einem entsprechenden Pflegestift. Den Pflegestift während der gesamten Stillzeit verwenden. Es muss nichts von alldem vor dem Stillen abgewaschen werden.

Meine Brust ist so prall und schmerzt extrem. Was soll ich dagegen unternehmen? Soll ich abpumpen?

Das Kind möglichst nur auf einer Brustseite anlegen und leer trinken lassen. Auf der anderen Brust einen Krautumschlag machen. Rohes Weißkrautblatt mit dem Wellholz oder einer Sprudelflasche wellen und Strunk herausschneiden, dann auf die Brust auflegen. Brustwarze und Warzenvorhof nicht mit dem Kraut bedecken. Still BH darüber anziehen und 3-4 Stunden ruhen lassen. Es kann auch eine Breiauflage mit den Schüßler-Salzen Nr. 10 und Nr. 12 gemacht werden. Oder bei Bedarf noch einmal ein frisches Krautblatt für 3-4 Stunden auflegen. Die Milch abzupumpen, empfehle ich nur in Ausnahmefällen. Es wird dadurch noch mehr Milch produziert, da der Körper die Milch nach der Nachfrage produziert.

Mein Kind möchte alle halbe Stunde an die Brust und trinkt dann nur ganz kurz, ist das normal?

Wahrscheinlich trinkt Ihr Kind nur die dünne Milch aus dem vorderen Bereich der Brust und die dicke Sahne bleibt in der Brust, dadurch ist Ihr Kind nicht richtig satt. Lassen Sie es länger an der Brust und wecken Sie es mit viel Geduld immer wieder, wenn es an der Brust einschläft. Lösen Sie vor dem Stillen eine Tablette Nr. 5 Kalium phosphoricum mit etwas Muttermilch breiig an und geben Sie Ihrem Baby kleinste Mengen davon in den Mundwinkel. Das Mittel gibt Kraft und Ausdauer.

Schüßler-Kuren

Energie-Plus-Kur

Schüßler-Salz	Funktion
Morgens: • Nr. 2 Calcium phosphoricum	• Regeneration des Nervensystems
Mittags: • Nr. 5 Kalium phosphoricum	• Kraftmittel für Muskeln und Gehirn
Abends: • Nr. 7 Magnesium phosphoricum	• Energie und Entspannung
Die Kur sollte über einen Zeitraum von 4-6 Wochen durchgeführt werden. Je Schüßler-Salz werden 5-7 Tabletten pro Tag genommen. Sie können die verschiedenen Schüßler-Salze zu den empfohlenen Tageszeiten gezielt einnehmen. Die Anwendung ist aber auch erfolgreich, wenn Sie die verschiedenen Tabletten alle miteinander mischen und über den Tag verteilt lutschen.	

Wenn Sie die Kur auf spezielle Anliegen ausrichten möchten, können Sie die nachfolgenden Kombinationen hierfür nutzen:

Energiemangel
- Nr. 2 Calcium phosphoricum
- Nr. 5 Kalium phosphoricum
- Nr. 8 Natrium chloratum

Erschöpfung
- Nr. 3 Ferrum phosphoricum
- Nr. 5 Kalium phosphoricum
- Nr. 8 Natrium chloratum
- Gefühlsmäßige Überforderung:
  Zusätzlich Nr. 15 Kalium jodatum
- Willentliche Überforderung:
  Zusätzlich Nr. 22 Calcium carbonicum

Müdigkeit (allgemein, vorübergehend)
- Nr. 3 Ferrum phosphoricum
- Nr. 5 Kalium phosphoricum
- Nr. 8 Natrium chloratum

Müdigkeit (Mattigkeit)
- Nr. 2 Calcium phosphoricum
- Nr. 9 Natrium phosphoricum

Nervöse Erschöpfung
- Nr. 2 Calcium phosphoricum
- Nr. 5 Kalium phosphoricum
- Nr. 7 Magnesium phosphoricum
- Nr. 9 Natrium phosphoricum
- Nr. 11 Silicea

Abgestumpfte Nerven
- Nr. 2 Calcium phosphoricum
- Nr. 5 Kalium phosphoricum
- Nr. 8 Natrium chloratum

Angegriffene Nerven
- Nr. 5 Kalium phosphoricum
- Nr. 9 Natrium phosphoricum

Reizbarkeit
- Nr. 9 Natrium phosphoricum
- Nr. 11 Silicea

Anwendungen von A-Z

Anwendungen	Differenzierung	Mineralstoffe (Nummer)
Abgespannt		Nr. 2 Calcium phosphoricum **Nr. 5 Kalium phosphoricum**
Ablehnung		Nr. 1 Calcium fluoratum Nr. 12 Calcium sulfuricum
Abwehrkräfte, Stärkung		Nr. 3 Ferrum phosphoricum
Achtsamkeit		Nr. 3 Ferrum phosphoricum Nr. 5 Kalium phosphoricum
ADHS		Nr. 2 Calcium phosphoricum Nr. 5 Kalium phosphoricum Nr. 7 Magnesium phosphoricum
Ärger/Zorn		**Nr. 6 Kalium sulfuricum** Nr. 7 Magnesium phosphoricum **Nr. 10 Natrium sulfuricum**
Aggression		Nr. 8 Natrium chloratum Nr. 9 Natrium phosphoricum **Nr. 10 Natrium sulfuricum**
Albträume		Nr. 2 Calcium phosphoricum Nr. 7 Magnesium phosphoricum Nr. 24 Arsenum jodatum
Akne	Allgemein Akne vulgaris	Nr. 3 Ferrum phosphoricum Nr. 4 Kalium chloratum **Nr. 9 Natrium phosphoricum** Nr. 11 Silicea Nr. 21 Zincum chloratum
	zusätzlich	Äußere Anwendung
Allergische Hautreaktionen	Allgemein	**Nr. 2 Calcium phosphoricum** Nr. 4 Kalium chloratum **Nr. 8 Natrium chloratum** Nr. 10 Natrium sulfuricum Nr. 21 Zincum chloratum Akut: Nr. 24 Arsenum jodatum
	Sonnenallergie	Nr. 3 Ferrum phosphoricum **Nr. 10 Natrium sulfuricum**

Anwendungen	Differenzierung	Mineralstoffe (Nummer)
Angst	Allgemein	Nr. 2 Calcium phosphoricum Nr. 5 Kalium phosphoricum Nr. 7 Magnesium phosphoricum
	Durch überreizte Nerven	Nr. 11 Silicea
	Durch innere Unruhe	Nr. 14 Kalium bromatum Nr. 15 Kalium jodatum
	Nach einem Schock	Nr. 12 Calcium sulfuricum
	Vor Enge	Nr. 6 Kalium sulfuricum
	Vor Sexualität	Nr. 4 Kalium chloratum Nr. 12 Calcium sulfuricum
	Vor Verlust	Nr. 12 Calcium sulfuricum
	Zu erkranken	Nr. 2 Calcium phosphoricum
	Zu versagen	Nr. 5 Kalium phosphoricum
Anämie		Nr. 14 Kalium bromatum
Anspannung		Nr. 1 Calcium fluoratum Nr. 2 Calcium phosphoricum Nr. 7 Magnesium phosphoricum
Antriebslosigkeit		Nr. 5 Kalium phosphoricum Nr. 7 Magnesium phosphoricum
Aphthen		Nr. 3 Ferrum phosphoricum **Nr. 4 Kalium chloratum** Nr. 5 Kalium phosphoricum Nr. 8 Natrium chloratum
Appetitlosigkeit	Allgemein	**Nr. 2 Calcium phosphoricum** Nr. 4 Kalium chloratum **Nr. 5 Kalium phosphoricum**
	Völlegefühl	Nr. 6 Kalium sulfuricum
	Kleinkind	Nr. 2 Calcium phosphoricum Nr. 3 Ferrum phosphoricum Nr. 5 Kalium phosphoricum

Anwendungen	**Differenzierung**	**Mineralstoffe (Nummer)**
Arthrose		Nr. 8 Natrium chloratum Nr. 17 Manganum sulfuricum
Atem	atemlos	Nr. 6 Kalium sulfuricum Nr. 7 Magnesium phosphoricum Nr. 10 Natrium sulfuricum
	stockt	Nr. 3 Ferrum phosphoricum Nr. 6 Kalium sulfuricum Nr. 10 Natrium sulfuricum Nr. 12 Calcium sulfuricum
Aufregung		Nr. 7 Magnesium phosphoricum
	Zur Beruhigung, akut	Nr. 14 Kalium bromatum
	Mit Übelkeit	Nr. 6 Kalium sulfuricum
Aufstoßen		Nr. 7 Magnesium phosphoricum Nr. 8 Natrium chloratum
Augen, verklebte		Nr. 4 Kalium chloratum
Augenblinzeln		Nr. 7 Magnesium phosphoricum Nr. 16 Lithium chloratum
Ausfluss	Weißlich	Nr. 4 Kalium chloratum
	Klar	Nr. 8 Natrium chloratum
	Gelblich	Nr. 6 Kalium sulfuricum
Bauchschmerzen	Allgemein	Nr. 7 Magnesium phosphoricum
Beruhigung		Nr. 2 Calcium phosphoricum Nr. 7 Magnesium phosphoricum Nr. 14 Kalium bromatum
Besenreiser		Nr. 4 Kalium chloratum
Bettnässen		Nr. 2 Calcium phosphoricum Nr. 8 Natrium chloratum **Nr. 10 Natrium sulfuricum**
Bewegungs- unfähigkeit		Nr. 1 Calcium fluoratum Nr. 12 Calcium sulfuricum

Anwendungen	**Differenzierung**	**Mineralstoffe (Nummer)**
Bindehautreizung	Bindehautentzündung	**Nr. 3 Ferrum phosphoricum** Nr. 8 Natrium chloratum Nr. 9 Natrium phosphoricum **Nr. 11 Silicea** Nr. 12 Calcium sulfuricum
	Gerötete Augenlider	**Nr. 3 Ferrum phosphoricum** Nr. 4 Kalium chloratum Nr. 8 Natrium chloratum
Blähungen	allgemein	Nr. 7 Magnesium phosphoricum Nr. 10 Natrium sulfuricum
Blähungskoliken bei Säuglingen	allgemein	Nr. 2 Calcium phosphoricum Nr. 7 Magnesium phosphoricum
	Wenn die Beschwerden andauern	Nr. 20 Kalium-Aluminium sulfuricum
Blasenentzündung	akut	Nr. 3 Ferrum phosphoricum Nr. 8 Natrium chloratum
	chronisch	Nr. 8 Natrium chloratum Nr. 9 Natrium phosphoricum **Nr. 11 Silicea** Nr. 12 Calcium sulfuricum Nr. 16 Lithium chloratum
Blasenreizung	Allgemein zur Stärkung	Nr. 1 Calcium fluoratum **Nr. 3 Ferrum phosphoricum** Nr. 8 Natrium chloratum Nr. 9 Natrium phosphoricum
	Reizblase nervös	Nr. 3 Ferrum phosphoricum Nr. 7 Magnesium phosphoricum Nr. 8 Natrium chloratum **Nr. 9 Natrium phosphoricum** **Nr. 11 Silicea**
Blutarmut		Nr. 2 Calcium phosphoricum

Anwendungen	**Differenzierung**	**Mineralstoffe (Nummer)**
Blutdruck	hoher	Nr. 8 Natrium chloratum Akut zusätzlich: Nr. 14 Kalium bromatum
	niedriger	Nr. 2 Calcium phosphoricum Nr. 5 Kalium phosphoricum
Bluterguss		Nr. 1 Calcium fluoratum Nr. 9 Natrium phosphoricum **Nr. 11 Silicea** Nr. 12 Calcium sulfuricum
	zusätzlich	Äußere Anwendung
Blutung, starke		Nr. 2 Calcium phosphoricum Nr. 22 Calcium carbonicum
Borreliose (Begleit- und Nachbehandlung)		Nr. 3 Ferrum phosphoricum Nr. 4 Kalium chloratum Nr. 21 Zincum chloratum Nr. 24 Arsenum jodatum
Brust	Brustdrüsenentzündung	**Nr. 9 Natrium phosphoricum**
	Eitrige Verhärtung	Nr. 1 Calcium fluoratum Nr. 11 Silicea Zusätzlich äußerlich: Nr. 3 Ferrum phosphoricum
	Empfindliche Brustwarzen	Nr. 1 Calcium fluoratum
	Rissige Brustwarzen	Nr. 1 Calcium fluoratum
	Spannen der Brüste	Nr. 4 Kalium chloratum
	Wunde Brustwarzen	Nr. 3 Ferrum phosphoricum Immer zusätzlich äußere Anwendung
Cholesterin		Nr. 5 Kalium phosphoricum Nr. 7 Magnesium phosphoricum Nr. 9 Natrium phosphoricum
Cellulite		Nr. 12 Calcium sulfuricum

Anwendungen	Differenzierung	Mineralstoffe (Nummer)
Damm	Geburtsvorbereitung	Nr. 1 Calcium fluoratum Zusätzlich: äußere Anwendung
	Dammschnitt	Nr. 1 Calcium fluoratum Nr. 3 Ferrum phosphoricum **Nr. 5 Kalium phosphoricum** **Nr. 8 Natrium chloratum**
Darm	Krämpfe	Nr. 7 Magnesium phosphoricum
Dehnungsstreifen		Nr. 1 Calcium fluoratum Nr. 11 Silicea Nr. 21 Zincum chloratum Äußere Anwendung!
Depressive Verstimmungen		Nr. 5 Kalium phosphoricum
	Baby Blues	Nr. 5 Kalium phosphoricum Nr. 15 Kalium jodatum
Diabetes	Allgemein	Nr. 6 Kalium sulfuricum Nr. 10 Natrium sulfuricum
Dreitagesfieber		Nr. 3 Ferrum phosphoricum Nr. 4 Kalium chloratum **Nr. 5 Kalium phosphoricum**
Drüsen	allgemein	Nr. 4 Kalium chloratum Nr. 7 Magnesium phosphoricum
	Eiterung	Nr. 9 Natrium phosphoricum Nr. 11 Silicea Nr. 12 Calcium sulfuricum
	Entzündung	Nr. 3 Ferrum phosphoricum Nr. 4 Kalium chloratum
	Schwellung	Nr. 4 Kalium chloratum Nr. 12 Calcium sulfuricum
	Verhärtung	Nr. 1 Calcium fluoratum

Anwendungen	Differenzierung	Mineralstoffe (Nummer)
Durchfall	allgemein	Nr. 3 Ferrum phosphoricum Nr. 8 Natrium chloratum **Nr. 10 Natrium sulfuricum**
	Durch Übersäuerung	Nr. 9 Natrium phosphoricum
	Grünlich gelblich	Nr. 10 Natrium sulfuricum
	Stinkend faulig	Nr. 5 Kalium phosphoricum
	Mit Krämpfen	Nr. 7 Magnesium phosphoricum
	Beim Kleinkind	Nr. 3 Ferrum phosphoricum Nr. 5 Kalium phosphoricum Nr. 8 Natrium chloratum Nr. 10 Natrium sulfuricum
Eifersucht		Nr. 2 Calcium phosphoricum Nr. 7 Magnesium phosphoricum Nr. 8 Natrium chloratum Nr. 16 Lithium chloratum
Einkoten		Nr. 1 Calcium fluoratum Nr. 7 Magnesium phosphoricum Nr. 10 Natrium sulfuricum Nr. 22 Calcium carbonicum
Einschlafstörung		Nr. 2 Calcium phosphoricum Nr. 7 Magnesium phosphoricum
Eisenmangel		Nr. 3 Ferrum phosphoricum
Eiterung		Nr. 3 Ferrum phosphoricum Nr. 9 Natrium phosphoricum Nr. 11 Silicea
Ekel		Nr. 10 Natrium sulfuricum
Ekzem		Nr. 9 Natrium phosphoricum
Energiemangel		Nr. 3 Ferrum phosphoricum Nr. 5 Kalium phosphoricum Nr. 7 Magnesium phosphoricum Nr. 8 Natrium chloratum

Anwendungen	Differenzierung	Mineralstoffe (Nummer)
Entschlackungs-Kur		Nr. 4 Kalium chloratum Nr. 8 Natrium chloratum Nr. 9 Natrium phosphoricum Nr. 10 Natrium sulfuricum
Entspannung		Nr. 1 Calcium fluoratum Nr. 2 Calcium phosphoricum Nr. 7 Magnesium phosphoricum
Enttäuschung		Nr. 8 Natrium chloratum
Entzündung		Nr. 3 Ferrum phosphoricum Nr. 9 Natrium phosphoricum
Erbrechen	Akut, krampfartig	Nr. 7 Magnesium phosphoricum
	Durchsichtiger, klarer Schleim	Nr. 8 Natrium chloratum
	Galle	Nr. 10 Natrium sulfuricum
	Saure Flüssigkeit	Nr. 9 Natrium phosphoricum
	Schwangerschafts-erbrechen	Nr. 8 Natrium chloratum
Erkältungskrank-heiten	Vorbeugung	**Nr. 3 Ferrum phosphoricum** Nr. 4 Kalium chloratum Nr. 8 Natrium chloratum Nr. 9 Natrium phosphoricum Nr. 21 Zincum chloratum
Erkältung		Nr. 3 Ferrum phosphoricum Nr. 4 Kalium chloratum Nr. 8 Natrium chloratum
	Bei Gliederschmerzen zusätzlich:	Nr. 10 Natrium sulfuricum
	Bei Fieber bis 38,5° C	**Nr. 3 Ferrum phosphoricum**
	Schnupfen (Schleim klar)	Nr. 8 Natrium chloratum

Anwendungen	**Differenzierung**	**Mineralstoffe (Nummer)**
	Husten (Schleim weißlich)	Nr. 4 Kalium chloratum
Erschöpfung, Rekonvaleszenz		Nr. 3 Ferrum phosphoricum Nr. 5 Kalium phosphoricum Nr. 8 Natrium chloratum Nr. 22 Calcium carbonicum
	Rekonvaleszenz	Nr. 2 Calcium phosphoricum Nr. 3 Ferrum phosphoricum Nr. 5 Kalium phosphoricum Nr. 8 Natrium chloratum
	Bei Abmagerung	Nr. 2 Calcium phosphoricum Nr. 18 Calcium sulfuratum
	durch Stress	Nr. 7 Magnesium phosphoricum Nr. 17 Manganum sulfuricum
Festhalten		Nr. 12 Calcium sulfuricum
Fettleibigkeit		Nr. 9 Natrium phosphoricum Nr. 23 Natrium bicarbonicum
Fieber	allgemein	Nr. 3 Ferrum phosphoricum Nr. 5 Kalium phosphoricum Nr. 8 Natrium chloratum
	Bei Fieber bis 38,5° C	Nr. 3 Ferrum phosphoricum
	Bei Fieber über 38,5° C	Nr. 5 Kalium phosphoricum
	Bei der Gefahr von Fieberkrämpfen zusätzlich	Nr. 2 Calcium phosphoricum
Flatulenz		Nr. 7 Magnesium phosphoricum Nr. 10 Natrium sulfuricum
Frustration		Nr. 8 Natrium chloratum Nr. 10 Natrium sulfuricum

Anwendungen	**Differenzierung**	**Mineralstoffe (Nummer)**
Furunkel (Abszess)		Nr. 9 Natrium phosphoricum Nr. 11 Silicea Nr. 12 Calcium sulfuricum Nr. 21 Zincum chloratum
	zusätzlich	Äußere Anwendung
Gefühle (überbetont)		Nr. 4 Kalium chloratum
Gefühlskälte		Nr. 4 Kalium chloratum Nr. 8 Natrium chloratum Nr. 12 Calcium sulfuricum
Gehörgang-entzündung		**Nr. 3 Ferrum phosphoricum** Nr. 10 Natrium sulfuricum
Gelassenheit		Nr. 2 Calcium phosphoricum Nr. 7 Magnesium phosphoricum Nr. 12 Calcium sulfuricum
Gelbsucht (Neugeborene)		Nr. 6 Kalium sulfuricum
Gereiztheit		Nr. 2 Calcium phosphoricum Nr. 7 Magnesium phosphoricum Nr. 9 Natrium phosphoricum Nr. 11 Silicea
Gerstenkorn		Nr. 1 Calcium fluoratum Nr. 3 Ferrum phosphoricum Nr. 9 Natrium phosphoricum **Nr. 11 Silicea**
Geschwüre		Nr. 1 Calcium fluoratum **Nr. 9 Natrium phosphoricum** **Nr. 11 Silicea** Nr. 12 Calcium sulfuricum Nr. 21 Zincum chloratum

Anwendungen	Differenzierung	Mineralstoffe (Nummer)
Gicht		Nr. 8 Natrium chloratum **Nr. 9 Natrium phosphoricum** **Nr. 11 Silicea** **Äußerliche Anwendung: Breiauflage**
Gliederschmerzen		**Nr. 10 Natrium sulfuricum**
Halsschmerzen		**Nr. 3 Ferrum phosphoricum** Nr. 4 Kalium chloratum Nr. 8 Natrium chloratum Nr. 9 Natrium phosphoricum
Haare	Ausfall	Nr. 11 Silicea Nr. 21 Zincum chloratum
	Fettige Haare	Nr. 9 Natrium phosphoricum
	Schuppen	Nr. 1 Calcium fluoratum Nr. 8 Natrium chloratum
Hämorrhoiden		Nr. 1 Calcium fluoratum Nr. 4 Kalium chloratum
Harndrang		Nr. 8 Natrium chloratum Nr. 10 Natrium sulfuricum
Haut Immer zusätzlich: äußerliche Anwendung	Erschlaffung	**Nr. 1 Calcium fluoratum** Nr. 5 Kalium phosphoricum Nr. 8 Natrium chloratum **Nr. 11 Silicea**
	Hornhaut	Nr. 1 Calcium fluoratum
	Hautrisse	Nr. 1 Calcium fluoratum
	Schrunden	Nr. 1 Calcium fluoratum

Anwendungen	**Differenzierung**	**Mineralstoffe (Nummer)**
Haut	Nährung und Aufbau	Nr. 1 Calcium fluoratum Nr. 3 Ferrum phosphoricum Nr. 4 Kalium chloratum Nr. 6 Kalium sulfuricum Nr. 8 Natrium chloratum Nr. 9 Natrium phosphoricum Nr. 10 Natrium sulfuricum Nr. 11 Silicea Nr. 19 Cuprum arsenicosum Nr. 21 Zincum chloratum
	Abschuppung, klebrig	Nr. 6 Kalium sulfuricum
	Schwangerschaftsflecken	Nr. 6 Kalium sulfuricum
	Ausschläge, klebriger Untergrund	Nr. 6 Kalium sulfuricum
	Farbe bräunlich gelb bis gelblich	Nr. 6 Kalium sulfuricum
	Hornstoffaustritt, übermäßige Schwielenbildung (gelblich an Händen und Füßen)	Nr. 1 Calcium fluoratum
	Hautkribbeln (beim Schlafen)	Nr. 2 Calcium phosphoricum
	juckend	Nr. 6 Kalium sulfuricum **Nr. 7 Magnesium phosporicum** **Nr. 10 Natrium sulfuricum** Nr. 24 Arsenum jodatum
	Zusätzlich: bei nässenden Ekzemen	Nr. 13 Kalium arsenicosum Nr. 24 Arsenum jodatum
	Rötung (warm bis heiß)	**Nr. 3 Ferrum phosphoricum**
	Trocken, fettarm	Nr. 9 Natrium phosphoricum

Anwendungen	**Differenzierung**	**Mineralstoffe (Nummer)**
Hautabsonderungen	Trocken, feuchtigkeitsarm	Nr. 8 Natrium chloratum Nr. 15 Kalium iodatum
	unreine Haut, s. Akne	
	Verhärtungen	Nr. 1 Calcium fluoratum
	Verrunzelung, welke Haut	Nr. 1 Calcium fluoratum
	blutig, faulig riechend, schmierig	Nr. 5 Kalium phosphoricum
	bräunlichgelb, schleimig-klebrig	Nr. 6 Kalium sulfuricum Zur Ausscheidung: Nr. 10 Natrium sulfuricum
	brennend	Nr. 8 Natrium chloratum
	eitrig	Nr. 9 Natrium phosphoricum Nr. 11 Silicea Nr. 12 Calcium sulfuricum
	farbloser, wässriger Schleim	Nr. 8 Natrium chloratum
	grünlichgelb, wässrig	Nr. 10 Natrium sulfuricum
	honiggelb, rahmartig	Nr. 9 Natrium phosphoricum
	Hornstoff als Hornhaut oder als Platten auf der Hautoberfläche	Nr. 1 Calcium fluoratum
	bläulichrote Verfärbung	Nr. 10 Natrium sulfuricum
	unter der Hautoberfläche grünlichgelb-bevor die Flüssigkeit austritt	Nr. 10 Natrium sulfuricum
	wässrig, glasig, farblos	Nr. 8 Natrium chloratum
	weiß oder weißgrau, wie Mehl	Nr. 4 Kalium chloratum Nr. 8 Natrium chloratum

Anwendungen	Differenzierung	Mineralstoffe (Nummer)
Heißhunger	Diffuses Hungergefühl nach Schokolade	Nr. 5 Kalium phosphoricum Nr. 7 Magnesium phosphoricum
	Nach Speisen, v.a. Süßes und Fettes	Nr. 9 Natrium phosphoricum
	Nach Pikantem, Geräuchertem	Nr. 2 Calcium phosphoricum
Husten, verschleimt	allgemein	Nr. 3 Ferrum phosphoricum **Nr. 4 Kalium chloratum** Nr. 8 Natrium chloratum Nr. 10 Natrium sulfuricum
	zäher Schleim	Nr. 4 Kalium chloratum
Hyperaktivität		Nr. 2 Calcium phosphoricum Nr. 5 Kalium phosphoricum Nr. 7 Magnesium phosphoricum
Hysterie		**Nr. 4 Kalium chloratum** Nr. 7 Magnesium phosphoricum
Impfungen, Impffolgen		**Nr. 2 Calcium phosphoricum** Nr. 3 Ferrum phosphoricum Nr. 4 Kalium chloratum
	Für Kleinkind zusätzlich	Nr. 8 Natrium chloratum Nr. 10 Natrium sulfuricum
Immunsystem (Stärkung)		Nr. 2 Calcium phosphoricum Nr. 3 Ferrum phosphoricum Nr. 5 Kalium phosphoricum Nr. 8 Natrium chloratum Nr. 21 Zincum chloratum
Infektanfälligkeit		**Nr. 3 Ferrum phosphoricum** Nr. 4 Kalium chloratum Nr. 8 Natrium chloratum Nr. 10 Natrium sulfuricum Nr. 21 Zincum chloratum
Infektion		Nr. 3 Ferrum phosphoricum

Anwendungen	Differenzierung	Mineralstoffe (Nummer)
Insektenstich		Nr. 2 Calcium phosphoricum Nr. 8 Natrium chloratum Äußerlich als Breiauflage Nr. 3 Ferrum phosphoricum
Ischias	Reizung, Schmerzen	**Nr. 7 Magnesium phosphoricum** Nr. 11 Silicea
Juckreiz		Nr. 6 Kalium sulfuricum **Nr. 7 Magnesium phosphoricum** **Nr. 10 Natrium sulfuricum** Nr. 12 Calcium sulfuricum
	After	Nr. 8 Natrium chloratum
	Kopfhaut	Nr. 8 Natrium chloratum
	nervös	Nr. 7 Magnesium phosphoricum
Kaiserschnitt		**Nr. 2 Calcium phosphoricum** Nr. 5 Kalium phosphoricum Nr. 8 Natrium chloratum Nr. 12 Calcium sulfuricum
Kehlkopf- entzündung		**Nr. 3 Ferrum phosphoricum** **Nr. 5 Kalium phosphoricum**
Keuchhusten (Begleitbehandlung)	allgemein	**Nr. 2 Calcium phosphoricum** **Nr. 4 Kalium chloratum** Nr. 6 Kalium sulfuricum Nr. 8 Natrium chloratum
	bellend	Nr. 2 Calcium phosphoricum auch äußerlich als Creme
	krampfartig	Nr. 2 Calcium phosphoricum Nr. 7 Magnesium phosphoricum
Klammert		Nr. 12 Calcium sulfuricum

Anwendungen	**Differenzierung**	**Mineralstoffe (Nummer)**
Knochen und Zahnbildung (Unterstützung)		**Nr. 1 Calcium fluoratum** **Nr. 2 Calcium phosphoricum** Nr. 7 Magnesium phosphoricum Nr. 8 Natrium chloratum **Nr. 9 Natrium phosphoricum** **Nr. 11 Silicea** Nr. 22 Calcium carbonicum
Kolik		Nr. 7 Magnesium phosphoricum als „heiße Sieben" Nr. 20 Kalium-Aluminium sulfuricum
Kopfgrind		Nr. 6 Kalium sulfuricum Äußerlich als wässrige Lösung auftragen
Kontrollzwang		Nr. 1 Calcium fluoratum Nr. 2 Calcium phosphoricum Nr. 8 Natrium chloratum Nr. 12 Calcium sulfuricum
Konzentrations-schwäche		Nr. 3 Ferrum phosphoricum Nr. 5 Kalium phosphoricum Nr. 8 Natrium chloratum
Kopfschmerz	allgemein	Nr. 2 Calcium phosphoricum Nr. 3 Ferrum phosphoricum Nr. 5 Kalium phosphoricum Nr. 6 Kalium sulfuricum Nr. 7 Magnesium phosphoricum Nr. 8 Natrium chloratum Nr. 10 Natrium sulfuricum
	Klopfend, pochend	Nr. 3 Ferrum phosphoricum
	Spannungskopfschmerz	Nr. 2 Calcium phosphoricum
	dumpf	Nr. 8 Natrium chloratum
	Als Folge geistiger Anstrengung	Nr. 5 Kalium phosphoricum Nr. 14 Kalium bromatum

Anwendungen	**Differenzierung**	**Mineralstoffe (Nummer)**
Krampfadern		Nr. 1 Calcium fluoratum Nr. 4 Kalium chloratum Nr. 9 Natrium phosphoricum Nr. 11 Silicea
Krämpfe	Waden	Nr. 2 Calcium phosphoricum Äußerliche Anwendung als Creme
Kreislauf- beschwerden		**Nr. 2 Calcium phosphoricum** Nr. 3 Ferrum phosphoricum **Nr. 5 Kalium phosphoricum** Nr. 8 Natrium chloratum
Krise		Nr. 1 Calcium fluoratum **Nr. 2 Calcium phosphoricum** Nr. 3 Ferrum phosphoricum **Nr. 5 Kalium phosphoricum** Nr. 7 Magnesium phosphoricum Nr. 8 Natrium chloratum Nr. 9 Natrium phosphoricum Nr. 11 Silicea
Krupp		**Nr. 2 Calcium phosphoricum** Nr. 3 Ferrum phosphoricum Nr. 4 Kalium chloratum
Kummer		**Nr. 5 Kalium phosphoricum** Nr. 7 Magnesium phosphoricum Nr. 8 Natrium chloratum
Laktoseintoleranz		Mineralstoffe in Form von Dilutionen Nr. 2 Calcium phosphoricum
Läuse (Begleitbehandlung)		Äußere Anwendung als Haarwasser Nr. 3 Ferrum phosphoricum Nr. 5 Kalium phosphoricum Nr. 8 Natrium chloratum Jeweils 5 Tabletten in 100 ml Wasser auflösen

Anwendungen	**Differenzierung**	**Mineralstoffe (Nummer)**
Leiste	Dehnungsschmerz	Nr. 1 Calcium fluoratum Nr. 11 Silicea
Lippenherpes		**Nr. 3 Ferrum phosphoricum** Nr. 8 Natrium chloratum **Nr. 10 Natrium sulfuricum** Nr. 21 Zincum chloratum
Loslassen		Nr. 1 Calcium fluoratum Nr. 2 Calcium phosphoricum Nr. 5 Kalium phosphoricum Nr. 8 Natrium chloratum **Nr. 10 Natrium sulfuricum** Nr. 12 Calcium sulfuricum
Lungenentzündung (Begleitbehandlung)		**Nr. 3 Ferrum phosphoricum** **Nr. 4 Kalium chloratum** Nr. 5 Kalium phosphoricum Nr. 8 Natrium chloratum Nr. 21 Zincum chloratum
Magen		Nr. 8 Natrium chloratum Nr. 9 Natrium phosphoricum
Masern (Begleitbehandlung)		**Nr. 3 Ferrum phosphoricum** **Nr. 4 Kalium chloratum** **Nr. 5 Kalium phosphoricum** **Nr. 6 Kalium sulfuricum** Nr. 8 Natrium chloratum Nr. 10 Natrium sulfuricum Nr. 21 Zincum chloratum
Milchfluss		Nr. 4 Kalium chloratum
	Übermäßige Milchbildung	Nr. 4 Kalium chloratum Nr. 8 Natrium chloratum Nr. 10 Natrium sulfuricum
	Milchstau	Nr. 12 Calcium sulfuricum Äußerliche Anwendung als Breiauflage

Anwendungen	Differenzierung	Mineralstoffe (Nummer)
Milchschorf		**Nr. 1 Calcium fluoratum** **Nr. 6 Kalium sulfuricum** Nr. 8 Natrium chloratum Nr. 10 Natrium sulfuricum Auch äußerlich als Haarwasser
Mittelohr-entzündung	Leicht, stechend	Nr. 3 Ferrum phosphoricum
	Mit hohem Fieber	Nr. 3 Ferrum phosphoricum Nr. 5 Kalium phosphoricum Nr. 10 Natrium sulfuricum Nr. 12 Calcium sulfuricum
	Stark schmerzend	Nr. 3 Ferrum phosphoricum Nr. 12 Calcium sulfuricum
	Eitrig	Nr. 11 Silicea Nr. 12 Calcium sulfuricum
Müdigkeit		Nr. 5 Kalium phosphoricum
Mundgeruch		Nr. 5 Kalium phosphoricum
Mumps (Begleitbehandlung)		**Nr. 3 Ferrum phosphoricum** **Nr. 4 Kalium chloratum** **Nr. 5 Kalium phosphoricum** Nr. 8 Natrium chloratum **Nr. 9 Natrium phosphoricum**
Mundschleimhaut entzündung		**Nr. 3 Ferrum phosphoricum** **Nr. 4 Kalium chloratum** Nr. 8 Natrium chloratum Nr. 21 Zincum chloratum
Mundsoor		Nr. 4 Kalium chloratum Nr. 5 Kalium phosphoricum Nr. 8 Natrium chloratum
Muskelkater		Nr. 3 Ferrum phosphoricum Nr. 6 Kalium sulfuricum

Anwendungen	Differenzierung	Mineralstoffe (Nummer)
Nabelbruch		Nr. 1 Calcium fluoratum Nr. 11 Silicea
Nabelentzündung		**Nr. 3 Ferrum phosphoricum** Nr. 5 Kalium phosphoricum Nr. 8 Natrium chloratum
Nacken, verspannt		**Nr. 2 Calcium phosphoricum** **Nr. 7 Magnesium phosphoricum** Nr. 8 Natrium chloratum Nr. 9 Natrium phosphoricum
Nägel	Splitternde Nägel	Nr. 1 Calcium fluoratum
	Nägelkauen	Nr. 2 Calcium phosphoricum **Nr. 7 Magnesium phosphoricum**
Nahrungsmittel-unverträglichkeit		**Nr. 2 Calcium phosphoricum** Nr. 4 Kalium chloratum Nr. 17 Manganum sulfuricum Nr. 21 Zincum chloratum Nr. 22 Calcium carbonicum
Nasenbluten		**Nr. 2 Calcium phosphoricum**
Nasennebenhöhlen-entzündung		**Nr. 3 Ferrum phosphoricum** Nr. 4 Kalium chloratum Nr. 8 Natrium chloratum
Nervosität		**Nr. 2 Calcium phosphoricum** **Nr. 7 Magnesium phosphoricum** Nr. 14 Kalium bromatum Nr. 15 Kalium jodatum
Neugeborenenakne		Nr. 2 Calcium phosphoricum Nr. 4 Kalium chloratum **Nr. 9 Natrium phosphoricum** **Nr. 21 Zincum chloratum**

Anwendungen	Differenzierung	Mineralstoffe (Nummer)
Neurodermitis		Nr. 2 Calcium phosphoricum Nr. 4 Kalium chloratum Nr. 6 Kalium sulfuricum Nr. 8 Natrium chloratum **Nr. 9 Natrium phosphoricum** **Nr. 10 Natrium sulfuricum** **Nr. 12 Calcium sulfuricum** Nr. 24 Arsenum jodatum
	Bei Juckreiz zusätzlich	Nr. 7 Magnesium phosphoricum (auch als „Heiße Sieben“)
Ödem		Nr. 8 Natrium chloratum Nr. 10 Natrium sulfuricum Äußerliche Anwendung einer Crememischung
Ohnmacht		Nr. 5 Kalium phosphoricum
Ohrenschmerzen	Leicht, stechend	Nr. 3 Ferrum phosphoricum
	Mit hohem Fieber	Nr. 3 Ferrum phosphoricum Nr. 5 Kalium phosphoricum Nr. 10 Natrium sulfuricum Nr. 12 Calcium sulfuricum
	Stark schmerzend	Nr. 3 Ferrum phosphoricum Nr. 12 Calcium sulfuricum
	Druck im Ohr	Nr. 10 Natrium sulfuricum
Paukenerguss, Tubenkatarrh		Nr. 4 Kalium chloratum **Nr. 10 Natrium sulfuricum**
Perfektionismus		Nr. 12 Calcium sulfuricum **Nr. 24 Arsenum jodatum**
Pfeiffersches Drüsenfieber		**Nr. 3 Ferrum phosphoricum** **Nr. 4 Kalium chloratum** **Nr. 5 Kalium phosphoricum** Nr. 8 Natrium chloratum Nr. 10 Natrium sulfuricum Nr. 21 Zincum chloratum

Anwendungen	Differenzierung	Mineralstoffe (Nummer)
Pigmentflecken		**Nr. 6 Kalium sulfuricum** Zur Ausleitung notwendig: Nr. 10 Natrium sulfuricum
Pilzerkrankungen der Haut	Fußpilz	Nr. 1 Calcium fluoratum
	Hautpilz	**Nr. 5 Kalium phosphoricum** Nr. 8 Natrium chloratum Nr. 9 Natrium phosphoricum Nr. 10 Natrium sulfuricum **Nr. 11 Silicea**
	Vaginalmykose	**Nr. 5 Kalium phosphoricum** Nr. 6 Kalium sulfuricum Nr. 8 Natrium chloratum Nr. 9 Natrium phosphoricum Nr. 10 Natrium sulfuricum
Polypen (vergrößerte Rachenmandel)		Nr. 2 Calcium phosphoricum Nr. 4 Kalium chloratum
Prellungen		**Nr. 1 Calcium fluoratum** Nr. 2 Calcium phosphoricum **Nr. 3 Ferrum phosphoricum** Nr. 5 Kalium phosphoricum Nr. 8 Natrium chloratum Nr. 9 Natrium phosphoricum Nr. 11 Silicea
Pseudokrupp		Nr. 2 Calcium phosphoricum **Nr. 7 Magnesium phosphoricum**
Refluxkrankheit beim Säugling (Begleitbehandlung)		Nr. 1 Calcium fluoratum **Nr. 8 Natrium chloratum** Nr. 9 Natrium phosphoricum Nr. 22 Calcium carbonicum

Anwendungen	Differenzierung	Mineralstoffe (Nummer)
Reisekrankheit		Nr. 5 Kalium phosphoricum Nr. 7 Magnesium phosphoricum Nr. 9 Natrium phosphoricum
Rheuma		Nr. 2 Calcium phosphoricum Nr. 8 Natrium chloratum **Nr. 9 Natrium phosphoricum** Nr. 11 Silicea Nr. 23 Natrium bicarbonicum
Ringelröteln (Begleitbehandlung)		Nr. 3 Ferrum phosphoricum Nr. 4 Kalium chloratum Nr. 5 Kalium phosphoricum Nr. 10 Natrium sulfuricum Nr. 21 Zincum chloratum
Röteln (Begleitbehandlung)		Nr. 3 Ferrum phosphoricum Nr. 4 Kalium chloratum Nr. 5 Kalium phosphoricum Nr. 10 Natrium sulfuricum Nr. 21 Zincum chloratum
Schambeindehnung		Nr. 1 Calcium fluoratum
Schamesröte		Nr. 7 Magnesium phosphoricum
Scharlach (Begleitbehandlung)		Nr. 3 Ferrum phosphoricum Nr. 4 Kalium chloratum Nr. 5 Kalium phosphoricum Nr. 10 Natrium sulfuricum Nr. 21 Zincum chloratum
Scheide	reizempfindlich	Nr. 8 Natrium chloratum
	brennend, juckend	Nr. 3 Ferrum phosphoricum Nr. 6 Kalium sulfuricum Nr. 8 Natrium chloratum Nr. 10 Natrium sulfuricum

Anwendungen	Differenzierung	Mineralstoffe (Nummer)
Schilddrüse		Nr. 4 Kalium chloratum Nr. 7 Magnesium phosphoricum Nr. 15 Kalium jodatum
Schlaf		**Nr. 2 Calcium phosphoricum** **Nr. 7 Magnesium phosphoricum**
	Aufwachen nach Mitternacht	Nr. 2 Calcium phosphoricum Nr. 7 Magnesium phosphoricum Nr. 10 Natrium sulfuricum
	Einschlafstörungen	Nr. 7 Magnesium phosphoricum
	Durchschlafstörungen bei Harndrang	Nr. 8 Natrium chloratum Nr. 10 Natrium sulfuricum Nr. 16 Lithium chloratum
	Schlaflosigkeit Gedankenkreisen	Nr. 5 Kalium phosphoricum Nr. 7 Magnesium phosphoricum
	Schlaflosigkeit bei Geräuschempfindlichkeit	Nr. 2 Calcium phosphoricum Nr. 9 Natrium phosphoricum Nr. 11 Silicea
	Schlaflosigkeit bei innerer Unruhe	Nr. 7 Magnesium phosphoricum Nr. 14 Kalium bromatum Nr. 15 Kalium jodatum
	Schlaflosigkeit nervös	Nr. 7 Magnesium phosphoricum Nr. 9 Natrium phosphoricum Nr. 11 Silicea
	Schlaflosigkeit trotz Ermüdung	Nr. 3 Ferrum phosphoricum Nr. 5 Kalium phosphoricum Nr. 8 Natrium chloratum
	Schlaflosigkeit bei Vollmond	Nr. 7 Magnesium phosphoricum Nr. 25 Aurum chloratum natronatum
	Angst einzuschlafen	Nr. 12 Calcium sulfuricum
	Stundenlanges Wachliegen	Nr. 5 Kalium phosphoricum
	Grübeln während der Nacht	Nr. 5 Kalium phosphoricum

Anwendungen	Differenzierung	Mineralstoffe (Nummer)
Schlafwandeln		Nr. 2 Calcium phosphoricum Nr. 7 Magnesium phosphoricum Nr. 25 Aurum chloratum natronatum
Schlappheit		Nr. 3 Ferrum phosphoricum Nr. 5 Kalium phosphoricum Nr. 8 Natrium chloratum
Schluckauf		Nr. 7 Magnesium phosphoricum
Schmerzen		**Nr. 3 Ferrum phosphoricum** Nr. 5 Kalium phosphoricum Nr. 7 Magnesium phosphoricum
	bei chronischen Schmerzen zusätzlich	Nr. 21 Zincum chloratum
Schnupfen	Fließschnupfen	Nr. 4 Kalium chloratum Nr. 8 Natrium chloratum
	Stockschnupfen	Nr. 4 Kalium chloratum Nr. 12 Calcium sulfuricum
	Wässrig, klar	Nr. 8 Natrium chloratum
	Weiß	Nr. 4 Kalium chloratum
	Gelb	Nr. 6 Kalium sulfuricum
	Grünlich gelblich	Nr. 10 Natrium sulfuricum
	Dick gelbeitrig	Nr. 9 Natrium phosphoricum Nr. 11 Silicea Nr. 12 Calcium sulfuricum
	verstopft	Nr. 4 Kalium chloratum Nr. 12 Calcium sulfuricum
Schock		**Nr. 5 Kalium phosphoricum** **Nr. 12 Calcium sulfuricum**
Schreien des Kindes		Nr. 7 Magnesium phosphoricum

Anwendungen	Differenzierung	Mineralstoffe (Nummer)
Schwäche		Nr. 2 Calcium phosphoricum Nr. 3 Ferrum phosphoricum Nr. 5 Kalium phosphoricum Nr. 8 Natrium chloratum
Schwangerschaft	Flecken	Nr. 6 Kalium sulfuricum
	Streifen - Vorbeugung	Nr. 1 Calcium fluoratum Nr. 11 Silicea Äußerliche Anwendung als Crememischung
Schwellungen		Nr. 10 Natrium sulfuricum
Schweißausbruch		Nr. 2 Calcium phosphoricum Nr. 8 Natrium chloratum
Schweregefühl		Nr. 10 Natrium sulfuricum
Schwindel		Nr. 1 Calcium fluoratum Nr. 3 Ferrum phosphoricum Nr. 5 Kalium phosphoricum Nr. 8 Natrium chloratum
Steifheit		Nr. 1 Calcium fluoratum
Stillen	Milchfluss fördert	Nr. 4 Kalium chloratum Nr. 8 Natrium chloratum
	Abstillen	Nr. 10 Natrium sulfuricum
Sodbrennen		Nr. 8 Natrium chloratum Nr. 9 Natrium phosphoricum Nr. 23 Natrium bicarbonicum
Sonnenallergie		**Nr. 3 Ferrum phosphoricum** Nr. 6 Kalium sulfuricum Nr. 8 Natrium chloratum **Nr. 10 Natrium sulfuricum**
Sonnenbrand		Nr. 3 Ferrum phosphoricum Nr. 8 Natrium chloratum Breiauflage

Anwendungen	Differenzierung	Mineralstoffe (Nummer)
Soor		Nr. 4 Kalium chloratum Nr. 5 Kalium phosphoricum
Sprachprobleme		**Nr. 5 Kalium phosphoricum** Nr. 22 Calcium carbonicum
Steißbeinverletzung		Nr. 1 Calcium fluoratum Nr. 2 Calcium phosphoricum
Stillen	Vorbereitung der Brustwarzen	Nr. 1 Calcium fluoratum Als Creme
Stoffwechsel zur Aktivierung		Nr. 3 Ferrum phosphoricum
	Stoffwechselkur	Nr. 4 Kalium chloratum Nr. 8 Natrium chloratum Nr. 9 Natrium phosphoricum Nr. 10 Natrium sulfuricum
	Zusätzliche Aktivierung	Nr. 21 Zincum chloratum Nr. 23 Natrium bicarbonbicum
Stress		Nr. 2 Calcium phosphoricum Nr. 5 Kalium phosphoricum **Nr. 7 Magnesium phosphoricum** Nr. 8 Natrium chloratum Nr. 9 Natrium phosphoricum Nr. 21 Zincum chloratum
Tränensäcke		Nr. 10 Natrium sulfuricum
Trauma (Begleitung)		Nr. 5 Kalium phosphoricum Nr. 12 Calcium sulfuricum
Übelkeit	allgemein	Nr. 3 Ferrum phosphoricum Nr. 5 Kalium phosphoricum Nr. 6 Kalium sulfuricum Nr. 8 Natrium chloratum Nr. 10 Natrium sulfuricum
	Schwangerschaft	Nr. 8 Natrium chloratum

Anwendungen	Differenzierung	Mineralstoffe (Nummer)
	Reiseübelkeit	**Nr. 5 Kalium phosphoricum** Nr. 8 Natrium chloratum **Nr. 9 Natrium phosphoricum** Nr. 22 Calcium carbonicum
	Durch Hunger	Nr. 9 Natrium phosphoricum
	Nach dem Essen	Nr. 4 Kalium chloratum Nr. 6 Kalium sulfuricum
	Vor Aufregung	Nr. 7 Magnesium phosphoricum
Überforderung		Nr. 5 Kalium phosphoricum
Übergewicht		Nr. 4 Kalium chloratum Nr. 8 Natrium chloratum Nr. 9 Natrium phosphoricum Nr. 10 Natrium sulfuricum Nr. 12 Calcium sulfuricum Nr. 23 Natrium bicarbonicum
Ungeduldigkeit		Nr. 7 Magnesium phosphoricum Nr. 10 Natrium sulfuricum
Unruhe		Nr. 7 Magnesium phosphoricum
Unsicherheit		**Nr. 2 Calcium phosphoricum** Nr. 5 Kalium phosphoricum Nr. 8 Natrium chloratum Nr. 22 Calcium carbonicum
Untergewicht des Kindes		**Nr. 2 Calcium phosphoricum** Nr. 5 Kalium phosphoricum
Unzufriedenheit		Nr. 6 Kalium sulfuricum Nr. 10 Natrium sulfuricum
Venen	Hervortretende Venen an Brust, Bauch und Beinen	Nr. 1 Calcium fluoratum Nr. 4 Kalium chloratum Nr. 9 Natrium phosphoricum Nr. 11 Silicea

Anwendungen	**Differenzierung**	**Mineralstoffe (Nummer)**
Verbrennungen		**Nr. 3 Ferrum phosphoricum** Nr. 8 Natrium chloratum Äußerlich als Teilbad oder Breiauflage
Verletzungen		**Nr. 3 Ferrum phosphoricum** Nr. 5 Kalium phosphoricum Nr. 8 Natrium chloratum
Verstauchung		**Nr. 1 Calcium fluoratum** Nr. 2 Calcium phosphoricum **Nr. 3 Ferrum phosphoricum** Nr. 5 Kalium phosphoricum Nr. 8 Natrium chloratum Nr. 9 Natrium phosphoricum Nr. 11 Silicea
Verstopfung		Nr. 3 Ferrum phosphoricum Nr. 8 Natrium chloratum Nr. 10 Natrium sulfuricum
	Zusätzlich bei Blähungen	Nr. 7 Magnesium phosphoricum als „Heiße Sieben"
	Kleinkind	Nr. 3 Ferrum phosphoricum Nr. 7 Magnesium phosphoricum Nr. 10 Natrium sulfuricum
Wachstum	allgemein	**Nr. 2 Calcium phosphoricum** Nr. 5 Kalium phosphoricum Nr. 8 Natrium chloratum
	Wachstumsschmerzen	Nr. 1 Calcium fluoratum **Nr. 2 Calcium phosphoricum** Nr. 7 Magnesium phosphoricum Äußerlich als Crememischung

Anwendungen	Differenzierung	Mineralstoffe (Nummer)
Warzen		Nr. 4 Kalium chloratum Nr. 10 Natrium sulfuricum
	Bei Verhärtungen	Nr. 1 Calcium fluoratum Äußerlich als Breiauflage, Bad und/oder Cremenischung
Wehen (Unterstützung)		Nr. 2 Calcium phosphoricum Nr. 5 Kalium phosphoricum Nr. 7 Magnesium phosphoricum
Weinerlichkeit des Kindes		Nr. 4 Kalium chloratum Nr. 7 Magnesium phosphoricum Nr. 15 Kalium jodatum
Windeldermatitis		**Nr. 3 Ferrum phosphoricum** Nr. 5 Kalium phosphoricum Nr. 8 Natrium chloratum Nr. 9 Natrium phosphoricum Nr. 21 Zincum chloratum
		Äußerlich: Je 3 Tabletten mit ins Badewasser geben
Windpocken (Begleitbehandlung)		**Nr. 3 Ferrum phosphoricum** Nr. 5 Kalium phosphoricum **Nr. 6 Kalium sulfuricum** Nr. 8 Natrium chloratum Nr. 10 Natrium sulfuricum Nr. 21 Zincum chloratum Äußerlich als Bad und/oder Crememischung
Wundversorgung (Schürf-/Schnitt-/Stichwunde)		Äußerlich als Breiauflage **Nr. 3 Ferrum phosphoricum** **Nr. 5 Kalium phosphoricum** **Nr. 8 Natrium chloratum** Nr. 21 Zincum chloratum

Anwendungen	Differenzierung	Mineralstoffe (Nummer)
	Wunder Popo	Nr. 1 Calcium fluoratum Nr. 3 Ferrum phosphoricum
		Nr. 9 Natrium phosphoricum Äußerliche Anwendung als Bad und Crememischung
Wutanfälle		**Nr. 2 Calcium phosphoricum** **Nr. 7 Magnesium phosphoricum** **Nr. 10 Natrium sulfuricum** Nr. 14 Kalium bromatum
Zähne	allgemein	Nr. 1 Calcium fluoratum Nr. 2 Calcium phosphoricum Nr. 7 Magnesium phosphoricum Nr. 8 Natrium chloratum
	Karies	Nr. 1 Calcium fluoratum Nr. 2 Calcium phosphoricum
	Schmerzen	**Nr. 3 Ferrum phosphoricum** Nr. 5 Kalium phosphoricum **Nr. 7 Magnesium phosphoricum**
	Zahnen	Nr. 1 Calcium fluoratum Nr. 2 Calcium phosphoricum Nr. 3 Ferrum phosphoricum Nr. 5 Kalium phosphoricum Nr. 7 Magnesium phosphoricum Nr. 8 Natrium chloratum
	Zahnfleischbluten	Nr. 5 Kalium phosphoricum
Zahnungs-beschwerden		**Nr. 3 Ferrum phosphoricum** Nr. 5 Kalium phosphoricum **Nr. 8 Natrium chloratum**
Zerrung		**Nr. 1 Calcium fluoratum** **Nr. 3 Ferrum phosphoricum** Nr. 5 Kalium phosphoricum **Nr. 8 Natrium chloratum**

Zöliakie (Begleitbehandlung)	Achtung: Auf glutenfreie Tabletten achten!	**Nr. 2 Calcium phosphoricum** Nr. 4 Kalium chloratum Nr. 8 Natrium chloratum Nr. 21 Zincum chloratum
Zorn		Nr. 10 Natrium sulfuricum
Zuckungen		Nr. 11 Silicea Notwendig bei längerer Anwendung: Nr. 9 Natrium phosphoricum
	Lidzuckung	Nr. 5 Kalium phosphoricum Nr. 7 Magnesium phosphoricum Nr. 9 Natrium phosphoricum Nr. 11 Silicea
	Muskelzuckung	Nr. 2 Calcium phosphoricum Nr. 7 Magnesium phosphoricum Nr. 9 Natrium phosphoricum Nr. 11 Silicea Nr. 21 Zincum chloratum

Adressen, die weiterhelfen

European Institute for Biochemistry of Dr. Schüßler (EBS)

Deutschland: Institut für Biochemie nach Dr. Schüßler (D)
Leitung: Margit Müller-Frahling
www.institut-fuer-biochemie.de
info@institut-fuer-biochemie.de

Niederlande: Instituut voor Celzouttherapie
Leitung: Lysbeth Mulder
www.celzouten.nl
info@celzouten.nl

Schweiz: Institut für Biochemie nach Dr. Schüßler (CH)
Leitung: Jo Marty
www.bmo.ch
jm@bmo.ch

Von den Autorinnen ist bereits erschienen

- Müller-Frahling, M.: Im-Puls des Lebens. Mineralstoffe nach Schüßler, Lingen Verlag, Köln, 23. Auflage 2015
- Müller-Frahling, M., Kasperzik, B.: Biochemie nach Dr. Schüßler, Grundlagen, Praxis, Antlitzanalyse, Deutscher Apotheker Verlag, Stuttgart 2011
- Müller-Frahling, M., Kasperzik, B.: Ergänzungsmittel der Biochemie nach Dr. Schüßler, Deutscher Apotheker Verlag, Stuttgart 2008
- Müller-Frahling, M., Schulte, B.: Schüßler-Salze für Körper, Geist und Seele, Lingen Verlag, Köln 2015
- Müller-Frahling, M., Schulte, B.: Schlank werden und bleiben. Schüßler-Salze. Aufbruch in ein leichteres Leben, Lingen Verlag, Köln 2014
- Müller-Frahling, Margit: mindCards: Schüßler-Salze. Basismittel. Deutscher Apotheker Verlag, 2. Aufl. Stuttgart 2011
- Müller-Frahling, Margit: mindCards: Schüßler-Salze. Ergänzungsmittel. Deutscher Apotheker Verlag Stuttgart 2010
- Müller-Frahling, Margit: Fachhörbuch: Schüßler-Salze aus der Apotheke. Deutscher Apotheker Verlag Stuttgart 2009
- Schulte, Beatrix: Pilgern. Ein Wegbegleiter, Lingen Verlag, Köln 2010, als Ebook unter www.amazon.de
- Schulte, Beatrix: Ich lasse los, also bin ich! Sheema Medien Verlag, Wasserburg/Inn 2010

In dieser Reihe bereits erschienen:

Mit Freude leben: Schüßler-Salze für Körper, Geist und Seele

Begegnen Sie dem Stress mit der Stärkung durch Schüßler-Salze, damit Sie den Alltag mit Freude und Gelassenheit meistern:

- Alles über Schüßler-Salze: wie sie wirken, wie sie helfen, wie sie angewendet werden
- Alles über Schüßler-Cremes: wie sie die Seele berühren, wie sie stärken
- Alles über die großen Lebensthemen der 12 Schüßler-Salze
- Alles über Geist und Seele: wie Stress sie belastet, was sie entlastet

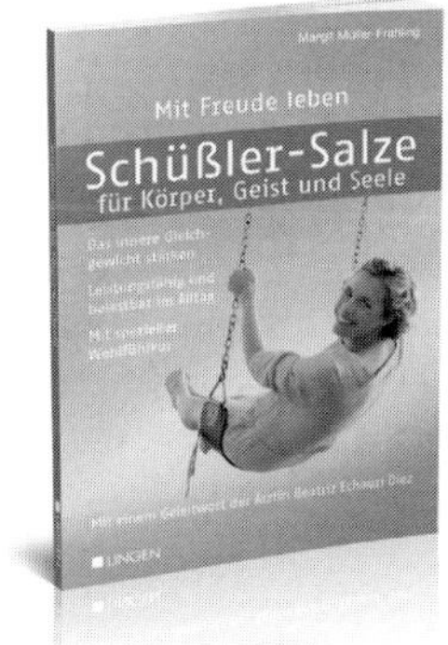

Schlank werden und bleiben: Schüßler-Salze Aufbruch in ein leichteres Leben

Erreichen Sie Ihr Wunschgewicht mit der Stärkung durch Schüßler-Salze! Gestalten Sie Ihr Leben vitaler durch die richtige Mischung aus Ernährung, Bewegung und einer bewusst gelebten positiven Einstellung!

- Die 12 Schüßler-Salze für mehr Leichtigkeit
- Mit der Stoffwechselkur entschlacken, entgiften und entsäuern
- Mit einem gezielten Abnehm-Coaching
- Mit einem 14-Tage-Plan für den Einstieg

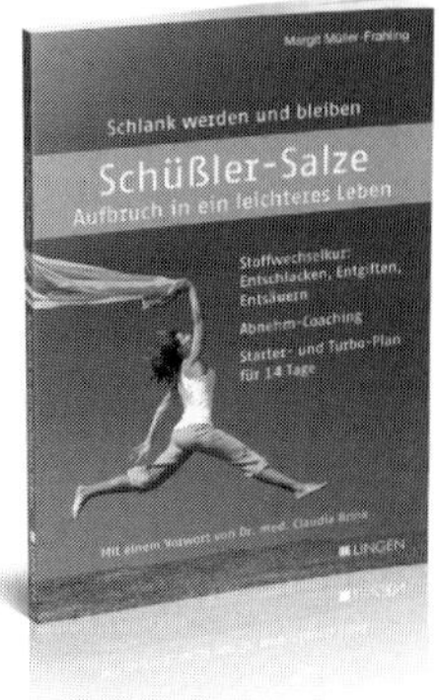

Margit Müller-Frahling

Die Autorin ist Referentin, Ausbilderin und Fachjournalistin im Themenbereich „Biochemie nach Dr. Schüßler". Nach ihrem Magister-Studium war sie zunächst in Betrieben und als Lehrkraft an einer Fachhochschule tätig. Mithilfe der Mineralstoffe nach Dr. Schüßler konnte sie krampfartige Zustände vollständig überwinden, die ihre Lebensqualität über Jahre maßgeblich eingeschränkt hatten. Seit diesem Zeitpunkt beschäftigt sie sich mit den Mineralstoffen nach Dr. Schüßler. Sie gibt Ausbildungskurse zur „Mineralstoffberatung nach Dr. Schüßler", hält Vorträge und Seminare im In- und Ausland. Darüber hinaus interessiert sie sich seit Jahren für ganzheitliche, natürliche Heilweisen und Gesundheitspflege und hat in den Bereichen Ernährungsberatung und Psychologie/Psychotherapie weitere Ausbildungen abgeschlossen. Sie ist Vorsitzende des „Netzwerk Gesundheit Hochsauerland".

Adressen/Kurse

Margit Müller-Frahling
Institut für Biochemie nach Dr. Schüßler
Vorträge, Schulungen, Seminare, Ausbildungskurse

Tel.: 0049/2933/79710
Fax.: 0049/2933/79711

www.institut-fuer-biochemie.de
info@institut-fuer-biochemie.de

Beatrix Schulte

Die Autorin ist Philosophin (M.A.), NLP-Trainerin (dvnlp), Releasing-Coach, Mediatorin (fbk), Heilpraktikerin für Psychotherapie (hpg) und Lektorin. 2010 beendete sie die Ausbildung zur Pilgerbegleiterin in Österreich und ging danach auf der Via de la Plata zum Grab des Apostels Jakobus in Santiago de Compostela. Im gleichen Jahr erschien ihr Buch „Pilgern. Ein Wegbegleiter" im Lingen Verlag, Köln. Außerdem ist sie Autorin des Buches „Ich lasse los, also bin ich!", erschienen im Sheema Medien Verlag, Wasserburg/Inn.

beatrix_schulte@web.de

Titelfoto: Thinkstock
Printed in EU

www.lingenverlag.de

143400